健身气功通用教材

健身气功·马王堆导引术

国家体育总局健身气功管理中心 编

人民体育出版社

图书在版编目（CIP）数据

健身气功. 马王堆导引术 / 国家体育总局健身气功管理中心编. -- 北京：人民体育出版社, 2023
健身气功通用教材
ISBN 978-7-5009-6114-7

Ⅰ. ①健… Ⅱ. ①国… Ⅲ. ①气功–健身运动–教材 Ⅳ. ①R214

中国版本图书馆CIP数据核字(2021)第252855号

*

人民体育出版社出版发行
三河兴达印务有限公司印刷
新　华　书　店　经　销

*

787×960　16开本　14.75印张　170千字
2023年7月第1版　　2023年7月第1次印刷
印数：1—5,000册

*

ISBN 978-7-5009-6114-7
定价：45.00元

社址：北京市东城区体育馆路8号（天坛公园东门）
电话：67151482（发行部）　　邮编：100061
传真：67151483　　邮购：67118491
网址：www.psphpress.com
（购买本社图书，如遇有缺损页可与邮购部联系）

编委会

总　序

气功作为中华民族的文化瑰宝，是一门研究自我身心和谐的学问。据现有资料考证，气功至少已有五千多年的历史。其源起与人类的形成同步，盛行于新石器时代。在春秋战国时代，与百家诸子的学说相结合，形成了完整的理论体系。秦汉以降，流行于社会多阶层。汉朝时，佛教东渐，道教兴起，气功实践与宗教修行相结合，之后在魏晋、隋唐以至明清，又经历数次繁荣昌盛的阶段。大量实践经验的积累，形成了健身气功独具特色的理论体系和丰富多彩的锻炼方法，数千年来为中华民族的繁衍生息做出了卓越的贡献。

进入21世纪，健身气功事业发生了翻天覆地的变化，开创了健身气功史上空前的良好局面。国家体育总局健身气功管理中心从挖掘整理优秀传统气功功法入手，并汲取当代最新的科学研究成果，先后编创推出了健身气功·易筋经、五禽戏、六字诀、八段锦和太极养生杖、导引养生功十二法、十二段锦、马王堆导引术、大舞等系列功法，积极引导群众开展健康文明的健身气功活动，满足广大群众日益增长的多元化健身需求。尤其是近年来，国家体育总局健身气功管理中心把健身气功与建设健康中国、体育强国和文化强国结合起来，注重与健康、文化等融合发展，加之《“健康中国2030”规划纲要》等系列国家政策的指引和新时代群众对美好生活愈加迫切的向往，学练健身气功的群众与日俱增，不仅形成了数以百万计的健身气功习练人群，精彩纷呈的健身气功活动在中国城乡开展得如火如荼，而且传播到境外众多的国家和地区，成为世界各国民众了解中国文化和分享健康生活的重要途径。

随着学练健身气功的持续深入，广大群众对健身气功的悠久历史和文化内涵全面了解的渴望愈加强烈，对隐藏于古老典籍中的气功健身原理奥秘的兴趣愈加强烈，对千百年来健身气功增进身心健康的经验方法的学习热情愈加强烈，对运用现代科学探索健身气功的研究成果的关注愈加强烈。然而，之前编写出版的健身气功·易筋经、五禽戏、六字诀等系列功法丛书，限于种种原因，仅对编创推广的各种功法进行了简要介绍，未能就功法功理等深层次问题进行系统阐释。为满足广大健身气功习练者的迫切需要，我们经过长时间的论证和酝酿，自2014年起陆续启动了健身气功系列通用教材的编撰工作。因为，健身气功推广普及虽然千头万绪，但关键环节是功法教材。建设什么样的功法教材体系，核心教材传授什么内容、倡导什么样的价值取向和学术导向，关系到健身气功的育人与育才，关系到健身气功的发展与昌盛，关系到中华文化的传承与升华。遗憾的是，健身气功至今尚无一套全面而系统的通用教材。经过专家学者们的审慎研究，此次编撰的系列通用教材，主要包括《健身气功导论》《健身气功发展史》《健身气功·易筋经》《健身气功·五禽戏》《健身气功·六字诀》《健身气功·八段锦》《健身气功·太极养生杖》《健身气功·导引养生功十二法》《健身气功·十二段锦》《健身气功·马王堆导引术》《健身气功·大舞》等。

时代是思想之母，实践是理论之源。健身气功绵延数千年，有其独特的文化内涵；新时期编创推广的各种健身气功功法，也有十几年的实践积累。此次编撰系列通用教材，既要加强对健身气功传统文化的挖掘和阐发，也要加强对实践经验的总结和提炼，更要善于聆听时代的声音，使健身气功养生文化与当代文化相适应、与现代社会相协调，把跨越时空、超越国界、富有永恒魅力、具有当代价值的文化精神弘扬起来，进一步推动健身气功创造性转化、创新性发展，激活其生命力，为解决人类健康问题贡献健身气功智慧和方案。这次编撰工作是以科技攻关的方式展开的。《健身气功导论》委托中国科学院力学研究所陶祖莱研究员撰写，主要是从中国传统文化与现代科学相结合的视角，探讨并系统阐释气功健身的基本原理、练功要素和实践指要等内容，从总体上论述了健身气功的共同规律和内容，是贯穿健身气功各功法的生命线。《健身气功发展史》委托国家体育总局体育文化发展中心和天津体育学院联合编撰，是以中国历史发展脉络为主线，着重阐述健身气功的历史演变进程和规律，旨在正本清源，更好地认知、继承和发扬健身气功养生文化。《健身气功·易筋经》等系列功法教材，均是委托原功法编创课题组负责编撰。各功法教材依据经典，征诸实践，分别从史、理、法、效、学、练、教、问等角度讲述各功法的奥秘，既有继承，也有发扬，特别是使过去很多难以言表的、只有靠师徒传授和反复领悟的内容跃然纸上，让学者有迹可循、有法可依，对初学健身气功具有指导意义，亦能指明向更高境界进取的途径。

行百里者半九十。中国汗牛充栋的古代典籍著作，正史之中虽屡见健身气功的蛛丝马迹，但鲜有专文论述，野史、稗史虽记述广泛，然往往浅而不确；历代医家经典虽多有专题论述，却多重其法而简其理、略其论；各家宗教修持秘典，资料虽丰，记述亦详，因或隐语连篇，或语言晦涩，或借喻累牍等缘故，要想挖掘气功健身之奥义，困难亦是颇巨。21世纪现代科学发展可谓迅猛，但面对人体这个复杂的巨系统，至今尚无法用现代科学理论完全解释气功健身养生的机理。何况，古人之思想、生活之环境、知识之背景、认知之方法，与今人已有迥然之别。因此，要想编撰一套适应新时代发展要求、立足中国传统文化、体现国际学术前沿的健身气功通用教材，需要各项目组付出更为艰巨、更为艰苦的努力。“为学之实，固在践履”。各项目组承担任务后，坚持解放思想、实事求是、与时俱进、求真务实，坚持辩证唯物主义和历史唯物主义，紧密结合新的时代条件和实践要求，以全新的视野深化对健身气功规律的再认识，进行了大量的文献检索考证和广泛的调查研究，分别组织了不同类型的教材研讨会，进行了多次集中封闭撰稿和教学实验，反复斟酌、几易其稿、精雕细琢，努力锤炼精品。与此同时，我们还邀请多位学术造诣较高的权威专家组建评审组，在立项评审、中期检查和结项评审等关键环节上严格把关，在编撰过程中积极出谋划策、提供咨询和建议，从而确保高质量编撰教材。在此，我们由衷地感谢各项目组、专家评审组付出的辛勤劳动！

这次编撰教材是健身气功深化改革的一项重要举措。为保证系列教材编撰质量，采取分批启动、分批推出的方式。在编撰过程中，我们做了以下几方面的努力。一是守中学为体，以西学为用，运用集体的智慧，增强教材的科学性、人文性、民族性、时代性、系统性和实用性。二是尊重功法原创，融入最新研究成果，在理论内涵的挖掘、技术操作的规范上下功夫，注重功法体系建设，倡导健康生活方式。三是教材各自独立成册，方便学者阅读操作，并充分考虑受众面，力求把难懂的古代语言和现代科学术语尽量用通俗易懂的言语表达出来，既方便普通群众学练健身气功使用，亦可供练功已有相当基础者提高运用。编撰教材的同仁们，有心为普及和发展健身气功事业尽绵薄之力，但这毕竟是项全新的工作，向无蓝本可循，其编撰难度之大是可以想象的，又限于我们的水平和能力，肯定会有许多不尽如人意之处，敬请各界专家、学者和读者们给予批评和指正，使之能更好地为指导民众科学练功、增进身心健康发挥作用。

目　录

第一章　健身气功·马王堆导引术功法概述 ……………… (1)

第一节　功法源流 …………………………………… (2)

一、导引功法，流传久远…………………………… (2)

二、图谱出世，内容丰富…………………………… (4)

三、功法再现，利在千秋…………………………… (9)

第二节　功法特点……………………………………… (12)

一、循经导引，以意导气…………………………… (12)

二、形意相随，身心合一…………………………… (14)

三、旋腕摩肋，抻筋拔骨…………………………… (15)

四、典雅柔美，舒缓圆活…………………………… (16)

第三节　功理要旨……………………………………… (17)

一、活肢正脊，内外合一…………………………… (17)

二、导气令和，引体令柔…………………………… (18)

三、定向疏导，畅通经脉…………………………… (20)

第四节　健身效果…………………………………………………………（22）
一、增进体质健康……………………………………………………（22）
二、提升心理健康……………………………………………………（26）
三、改善生活质量……………………………………………………（28）
四、防治慢性疾病……………………………………………………（30）
五、提高免疫机能……………………………………………………（32）

第二章　健身气功·马王堆导引术功法功理………………………（35）

第一节　功法基础…………………………………………………………（36）
一、手型………………………………………………………………（36）
二、步型………………………………………………………………（37）
三、呼吸………………………………………………………………（38）
四、意念………………………………………………………………（41）
五、站桩………………………………………………………………（43）
第二节　功法操作…………………………………………………………（48）
预备势…………………………………………………………………（49）
起势……………………………………………………………………（51）
第一式　挽弓…………………………………………………………（56）
第二式　引背…………………………………………………………（63）
第三式　凫浴…………………………………………………………（70）
第四式　龙登…………………………………………………………（76）

第五式　鸟伸……………………………………………………（ 82 ）
第六式　引腹……………………………………………………（ 88 ）
第七式　鸱视……………………………………………………（ 93 ）
第八式　引腰……………………………………………………（100）
第九式　雁飞……………………………………………………（108）
第十式　鹤舞……………………………………………………（114）
第十一式　仰呼…………………………………………………（120）
第十二式　折阴…………………………………………………（125）
收势……………………………………………………………（134）

第三章　健身气功·马王堆导引术学练指导……………（139）

第一节　学练方法………………………………………………（140）
一、由易到难，学练分层……………………………………（140）
二、熟练技法，明白功理……………………………………（142）
三、引体令柔，畅通经络……………………………………（143）
四、涵养道德，修养心性……………………………………（143）
第二节　习练要领………………………………………………（145）
一、以意导形，以形导气……………………………………（145）
二、手足相合，上下相随……………………………………（147）
三、呼吸自然，动息结合……………………………………（148）
四、外引内导，体悟自然……………………………………（150）

第三节　练功阶段……………………………………………………（151）
一、初步塑形，熟练动作……………………………………………（152）
二、内观觉知，体验导引……………………………………………（152）
三、象形会意，改变习气……………………………………………（155）
第四节　练功须知……………………………………………………（159）
一、功前准备……………………………………………………………（159）
二、功中须知……………………………………………………………（162）
三、功后注意……………………………………………………………（164）
四、日常调养……………………………………………………………（165）
第五节　教学须知……………………………………………………（166）
一、制订目标，分层设立……………………………………………（167）
二、技理并重，相辅相成……………………………………………（167）
三、教法科学，手段灵活……………………………………………（168）
四、注重反馈，答疑解惑……………………………………………（169）

第四章　健身气功·马王堆导引术答疑解惑……………………（171）

一、马王堆《导引图》的主要内容是什么？……………………（172）
二、马王堆《导引图》的出土有何价值？………………………（172）
三、编创健身气功·马王堆导引术的依据何在？………………（173）
四、马王堆导引图功法再现研究的意义何在？…………………（173）
五、旋腕摩肋的动作如何牵动与按摩经络？……………………（174）

六、在抻筋拔骨中，筋是何物？骨是何物？如何拔骨？
…………………………………………………………（174）
七、健身气功·马王堆导引术的“导引”是什么意思？
…………………………………………………………（175）
八、无练功基础者是否能练好本功法？………………（175）
九、本功法有哪些专门的调息动作？…………………（176）
十、练习本功法对调身有何要求？……………………（176）
十一、练习本功法对调心有何要求？…………………（177）
十二、练习“起势”时，手部与足部的动作应如何协调呼应？
………………………………………………………（177）
十三、“挽弓”的作用是什么？如何做到动作到位？……（178）
十四、如何做好“引背”动作？………………………（178）
十五、如何做好“凫浴”中的摆臂动作？……………（178）
十六、如何做好“龙登”这个动作？…………………（179）
十七、“引腹”能否有效促进肠胃蠕动？……………（179）
十八、为何“鸱视”中要强调勾脚、探视同步协调？……（180）
十九、腰椎间盘突出患者能否练习本功法？…………（180）
二十、“雁飞”动作有何要求？有什么功效？………（180）
二十一、练习本功法对缓解肩膀酸痛有帮助吗？………（181）
二十二、练习“仰呼”有何作用？……………………（181）
二十三、练习“折阴”应注意什么？…………………（182）

二十四、“收势”时三次合抱的位置？为何合抱？………（182）
二十五、从体适能角度看练习本功法有何健身效果？……（182）
二十六、本功法的编创理念有何特殊之处？………………（183）
二十七、练习本功法对提升习练者免疫功能有何帮助？…（183）
二十八、练习本功法对改善情绪、缓解压力有何帮助？…（183）
二十九、练习“挽弓”动作应注意什么要点？……………（184）
三十、“龙登”动作为何强调点按大包？…………………（184）
三十一、如何练好“鸟伸”的节节蠕动？…………………（185）
三十二、练习“引腰”对缓解腰部疼痛是否有帮助？……（185）
三十三、练习“鹤舞”动作中的向外推掌时，哪个手指头发胀？
……………………………………………………………（186）
三十四、练习“折阴”为何具有疏肝理气的作用？………（186）
三十五、锻炼本功法对身心平衡有何帮助？………………（187）
三十六、练习本功法如何改善注意力不集中的问题？……（187）
三十七、练习本功法总是感觉肢体僵硬怎么办？…………（188）
三十八、如何解决练功时表情严肃或呆滞的问题？………（188）
三十九、练习本功法时跟不上功法音乐怎么办？…………（189）
四十、练习本功法多长时间就会有健身效果？……………（189）
四十一、如何区分本功法的练功阶段？……………………（190）
四十二、学练本功法何时需要注意经络走向？……………（190）
四十三、本功法的练习强度大吗？…………………………（191）

四十四、练习本功法的意念活动有何要求？……………… (191)

参考文献………………………………………… (192)

附录一　人体经络穴位图……………………………… (196)

附录二　人体脏腑图………………………………… (210)

附录三　人体浅层肌肉图……………………………… (211)

附录四　人体骨骼图………………………………… (213)

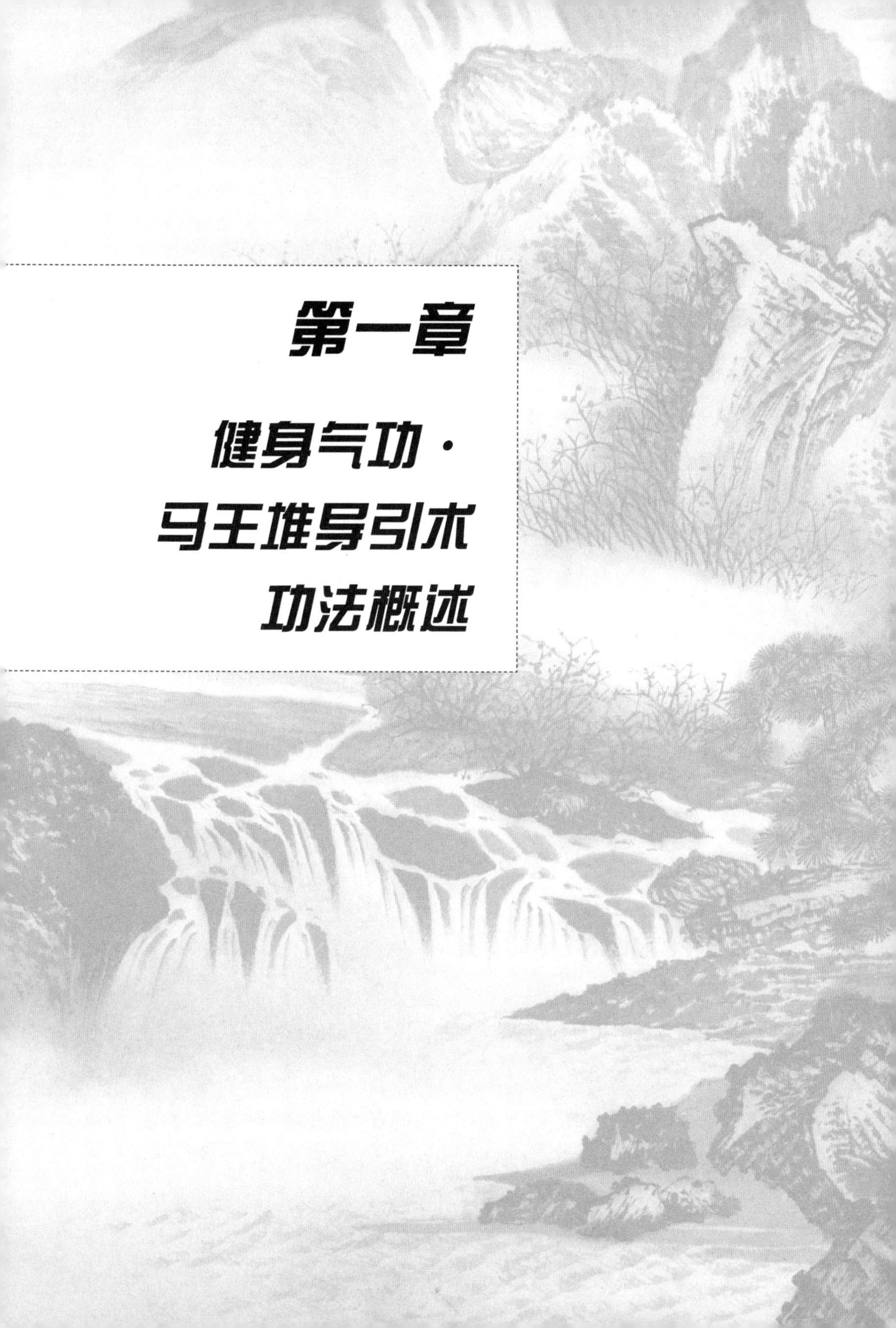

第一章

健身气功·马王堆导引术功法概述

健身气功·马王堆导引术是在马王堆汉墓发现的《导引图》和其他典籍所记述的导引养生功法基础上，汲取中国古人的养生智慧，适应时代的发展特点而编创的一套具有强身健体、养生康复功效的健身气功功法。这套功法具有导引特点鲜明、功理要旨科学、健身效果显著等特点，深受国内外健身气功习练者的喜爱和推崇。

第一节　功法源流

健身气功·马王堆导引术的源起，可追溯到中国上古先民的养生实践。20世纪70年代湖南长沙马王堆汉墓出土的帛画《导引图》，为其编创提供了直接的依据。编创过程中，还借鉴吸收了《引书》《诸病源候论》等诸多文献典籍。随着健身气功·马王堆导引术的问世推广，已广泛传播到世界各地，成为民众增进身心健康、了解中国文化的重要载体。

一、导引功法，流传久远

中国传统养生功法起源于上古先民的生活实践，古代文献中一般称其为“导引”或“按蹻”。上古时期，人们在为衣、食、住等基本生存条件而斗争的过程中，为了养护生命的需要而传递一些简单的养生经验和知识。据《吕氏春秋·古乐》记载：“昔陶唐氏之始，阴多滞伏而湛积，水道壅塞，不行其源，民气郁阏而滞着，筋骨瑟缩不达，故作舞以宣导之。”可见早在尧帝时期，人们就以“舞”的肢体活动形式，促使人体气血通畅、舒展筋骨、通利关节，进而达到疗愈养生的目的。这种具有“宣导”作用的“舞”，与后代导引的产生有着密切的关系，可以称为导引健身养生的萌芽。

从已有文献记载而言，“导引”一词最早见于《庄子·刻意》，其云：“吹呴呼吸，吐故纳新，熊经鸟伸，为寿而已矣。此導引之士，养形之人，彭祖寿考者之所好也。”文中的“導引”，即后来人们所说的“导引”。到了晋代，李颐注《庄子集解》中对“导引”一词的解释是“导气令和，引体令柔”。所谓“导气”，应是呼吸锻炼；而“引体”，则是肢体活动。葛洪在《抱朴子·别旨》中对“导引”的活动形态作了进一步的描述：“夫导引不在于立名象物，粉绘表形着图，但无名状也。或伸屈，或俯仰，或行卧，或倚立，或踯躅，或徐步，或吟或息，皆导引也。”之后，隋代巢元方的《诸病源候论》对“导引”进行了另一种解释：“令此身囊之中满其气，引之者，引此旧身内恶邪伏气，随引而出，故名导引。”显然，文中的“导引”专指呼吸。至唐代，王冰在《黄帝内经·素问》注中认为，“导引谓摇筋骨，动支（肢）节”，同时，还将按摩归入“导引”之列。宋代曾慥《道枢·太清养生篇》中同样注“导引者，俛仰屈伸也”。虽然各家注释各有侧重，但不管是吐故纳新的呼吸锻炼还是屈伸仰俯的肢体活动，只要是锻炼者有意识地吐故纳新、疏通气血、活动筋骨，都可视为导引。

据文献记载，历史上曾绘有一些导引图谱。如《隋书·经籍志》记有《导引图》三卷，宋代《崇文总目》记有《六气导引图》一卷，以及《宋史·艺文志》记有《导引养生图》一卷等，但目前均已佚失，所以

“马王堆导引图”的出土和复原就显得弥足珍贵。

春秋战国至秦汉是我国传统养生文化初步形成的一个重要时期，诸子哲学思想的影响为形神统一的人体观及动静养生思想的形成奠定了基础。《黄帝内经》强调“精、气、神”为人身三宝，是后世养生家注重保精、益气、养神的重要理论依据。尤其是《黄帝内经》还提出了元气、真气、宗气、营气、卫气、正气、邪气、脏腑之气等概念，创立了气化生命学说。并且，该书还根据春生、夏长、秋收、冬藏的四时变化特点，提出了“春夏养阳，秋冬养阴”，主张“恬淡虚无”“独立守神”“精神内守”“按跷导引”等养生方法。其中像《四气调神大论》提出的四季养生调护之法，《生气通天论》中的保健防病之法，以及《金匮真言论》中的脏腑养护之法等，都是古代养生学的首创和重大突破。可以说，《黄帝内经》奠定了中国传统养生文化发展的理论基础，也是健身气功·马王堆导引术健身养生思想的重要源泉。

二、图谱出世，内容丰富

健身气功·马王堆导引术的诸多动作，基本源自于马王堆汉墓出土的一幅帛画。到目前为止，这幅帛画被认定为中国最早记录古代民众锻炼身体的图谱，距今已有2000多年历史。今天所能看到的主要的健身气功功法，基本都能在这幅帛画中或多或少找到印迹。

1973年，湖南省长沙市马王堆三号汉墓正式发掘，在开棺后发现椁箱东侧有一个长方形盝顶形盖的髹漆木匣，其内保藏着许多古医书文献，其中可以辨识出23000多字。在专家修复这些古文献过程中，发现一些残破的人物画像，经过认真裱糊，缀补拼合，可以看出这是一幅描述古人身体锻炼的彩色帛画。该帛画长约140厘米，宽约50厘米，其中绘有人物图像的部分长约100厘米，分4层。在其前面先后抄录了《却谷食气篇》和《阴阳十一脉灸经》（乙本）。经马王堆帛书整理小组认定，每层各应绘有11幅小图，各小图平均高9~12厘米。每图均绘有一个运动姿势的人像，有男有女，或着衣，或裸上身，均为工笔彩绘，以黑色线条勾画轮廓，填以朱红或清灰带蓝色彩。除个别人像做器械运动外，其余均为徒手操练，别无背景，图侧有简单的说明文字，因残缺，能看出的文字有31处。

这幅帛画本没有名，马王堆帛书整理小组按照下述理由进行定名：①原图32“信（伸）”和原图41“熊经”与《庄子·刻意》篇“吹呴呼吸，吐故纳新，熊经鸟伸，为寿而已矣。此導引之士，养形之人，彭祖寿考者之所好也”相合。②《隋书·经籍志》曾记述有《行气图》一卷，《导引图》一卷，但原图已散失。③同写在一张帛书上的《却谷食气篇》与《阴阳十一脉灸经》（乙本）确定该图为养生图谱。故而，马王堆帛书整理小组一致断定该图谱为导引养生图谱，最后定其名为《马王堆导引图》（图1）。

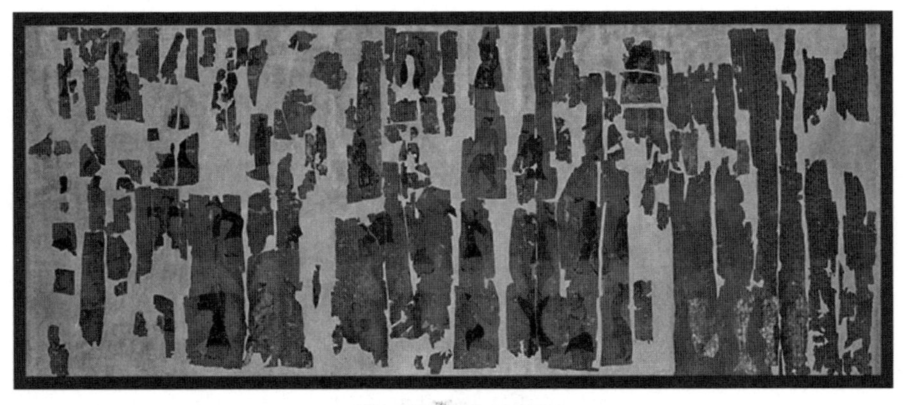

图1　马王堆导引图

《马王堆导引图》从1973年发现、裱糊，1974年开始描绘，到1978年最后完成，历时5年。该画共4行，每行绘有11个人，总计绘有44个正在进行导引锻炼的人物。《马王堆导引图》前书写的是《阴阳十一脉灸经》（乙本）和《却谷食气篇》。有学者根据整卷帛书的内容，把它与传世文献《陈希夷导引坐功图势》联系到一起，提出这是一部完整的书籍，即《导引食气卷》。后来张家山汉简《引书》的发现，进一步证实了此观点。《阴阳十一脉灸经》目前被学者认为是传世经典医学文献《黄帝内经》的前身。耐人寻味的是，《黄帝内经》记述的经脉是十二条，而《阴阳十一脉灸经》缺少手厥阴心包经之脉。我们不能由此简单地认为十一脉是因为当时的经脉理论发展尚未完善，还未认识到手厥阴心包经这一经脉。其实，十一这个数字跟古代人的宇宙观有着密切联系，它反映了当时人们认识事物的观念。《国语·周语》中记载，"天六地五，数之常也"，认为天有阴、阳、风、雨、晦、明六种现象，地有金、木、水、火、土五行，这是自然界的现象。另外，秦国医和为晋平公诊病时，有一段关于病理的议论。他说："天有六气，降生五味，发为五色，征为五声，淫生六疾。六气曰阴阳风雨晦明也，分为四时，序为五节，过则为菑：阴淫寒疾，阳淫热疾，风淫末疾，雨淫腹疾，晦淫惑疾，明淫心疾。"（《左传·昭公元年》）

从上述记录中可以清晰地看到，无论是脉的数目，还是写在《阴阳十一脉灸经》后面的《导引图》的绘制，都无一例外地和春秋时代人们思想中的宇宙观念息息相关。《导引图》的绘制还与古代人的阴阳观念有关，11为单属阳，4为偶属阴，阴阳相配，再加上帛书篇幅的限制，从而组成了11列、4行的《马王堆导引图》。

《马王堆导引图》是马王堆汉墓发掘的重要成果，而《马王堆导引图复原图》主要是由马王堆帛书整理小组成员、湖南考古研究所周世荣研究员在参考了与导引图有关的大量古籍文献后完成的。课题组在编创马王堆导引术的时候重点比照了马王堆导引图和复原图。纵观整幅《马王堆导引图复原图》（图2）不难发现，第1行的图像排列最为整齐，错落有致。除第1行全部穿长衣外，其余3行都有赤膊的图像，且习练者大部分为男性。它们的分布特点是第2、第3行各有1个裸上体图像，而第4行却出现4个。

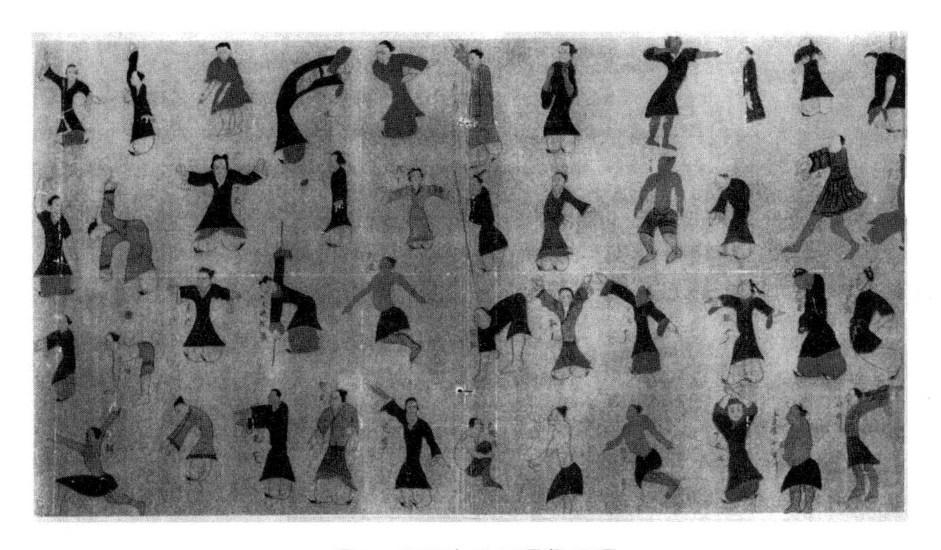

图2 马王堆导引图复原图

根据《马王堆导引图复原图》所描绘的动作大致可归为以下5类（括号里的文字是马王堆导引图整理小组专家补缺的文字）。

（1）仿生导引的动作有：沐猴讙引炅中、鹞背、鹤（唳）、龙登、俛蹶、猿呼、堂狼、熊经、龟恨（咽）、（鸟）信（伸）、鹯等。

（2）以治病为目的动作有：（引腰痛）、引膝痛、（引）痛目、引胠积、（引背痛）、引温病、引颓、（引头风）、引痹痛、（引）腹中、引项、引聋、（引）烦等。

（3）可以明显辨析的行气动作有：仰呼、沐猴讙引炅中、（龙息）、（胎息）、（燕息）等。

（4）有关壮力的动作有：（踢脚）、（挽弓）、折阴、俛蹶、堂狼、以杖通阴阳、龟恨、（捩肩）等。

（5）可以归类于按摩术的动作有：（捶背）、引胠积、坐引八维、引痹痛等。

《马王堆导引图》距今已有2000多年的历史。今天发掘和研究这一古老而仍然具有旺盛生命力的健身方法，不仅可以丰富古代养生史和体育史的内容，也对当今的养生理论与实践具有重要的现实意义。

从陶唐氏所处时代的“作舞以宣导”，到庄子所说的“吹呴呼吸”“熊经鸟伸”导引养形之人，以及马王堆三号汉墓出土的帛画《导引图》，可以看出中华民族养生术的发展到了秦汉时期已有了较为完备的导引锻炼方法。其中既有伸屈俯仰的引体，又有或吟或息的导气，还有存想的行气及肢体的按摩。此后出现的五禽戏、六字诀、八段锦、易筋经十二势等功法，都能在《导引图》中找到印迹，在一定意义上它们是《导引图》的继承和发展。

从《庄子·刻意》“熊经鸟伸”的记载开始，至马王堆导引图及《淮南子》“六禽”养形之说，到《后汉书·华佗传》的五禽戏，清楚地反映出仿效鸟兽动作的仿生养生功法的历史发展轨迹。

在《庄子·刻意》中还记述了“吹呴呼吸，吐故纳新”的呼吸锻炼方法，这种呼吸锻炼方法在后世传承中逐渐发展为静功体系。以呼吸吐纳为主，配以脏腑理论为主要特征的六字诀功法，可以视为此类功法的标志，这类功法侧重于“行气”。

针对具体病症治疗需要或按一定脏腑、器官保健需要为主的导引养生系统，是人类寻找健身方法的出发点。它从单个功法入手，以最朴素的健身思想为指导——“因人、因病、因时施治”。这个系统到宋代走向极致，简约变化为八段锦。这个系统的特点，在于其功法是针对具体病症或一定脏器的保健需要而设计或编订成套的，我们称为祛病健身主线。

除了上述三条主线外，古代的导引养生功法还有第四条主线，即壮力健身主线，“易筋经”是其代表，这个系统以强身壮力为主要特点。“易筋经”的内容比较丰富，其中既有养生的易筋十二势，又有练功的许多功法。壮力系统的形成，是武术与导引术相结合而发展起来的。它既可以作为强身保健的养生导引术，也可以作为武术内功训练的方法。易筋经是这个系统较早出现与流传较广的功法，也是这个系统中最有代表性的功法。

三、功法再现，利在千秋

随着马王堆研究的升温，越来越多的学者关注马王堆导引图的研究。沈寿的《导引养生图说》（1992）是在《马王堆导引图论文集》基础上进一步的研究。他以影印本《导引图》复原图的44个图示为依据，参考原图及其摹本试作解析，着重考证了其动作命名。他是对照《论文集》进行研究的，顺序及图号均按《论文集》所编，并对《论文集》缺题或残笔不详处一一酌情拟补。这不仅是对《论文集》记述功法原理上的补充，也为以后的研究提供了极有价值的参考依据。

吴志超的《导引养生史论稿》（1996）中对马王堆导引图的论述，占有相当重要的篇幅。不仅将导引图谱所记载的功法与后世的《婆罗门导引十二法》《达摩十八手》《五禽戏》《八段锦》《易筋经》进行对照，进一步论述了古代导引术的发展脉络，并且对导引图中“熊经鸟伸”作了比较详细的阐释。

1984年在湖北江陵县张家山汉墓中出土的《引书》，对进一步了解汉代及汉以前的导引术提供了极有价值的历史文献。它的出土，为研究《导引图》提供了很大的帮助。

21世纪初，为了使健身气功这一中华民族优秀传统文化不断发扬光大，更好地为广大群众强身健体服务，国家体育总局健身气功管理中心在广泛调研的基础上，决定从挖掘整理优秀传统养生健身功法入手，以科研课题方式组织专家编创推出了易筋经、五禽戏、六字诀、八段锦4种健身气功功法。为挖掘整理更多健身气功功法，向习练者提供更多功法选择，满足群众多元化的健身需求，国家体育总局健身气功管理中心于2007年再次组织专家编创健身气功新功法。这次编创工作以国家体育总局科教司科研课题方式面向社会公开招标，经过众多院校、科研单位的竞标和专家的严格评审，“健身气功·马王堆导引术”由上海体育学院中标编创。

功法编创过程中，课题组在上海体育学院自编马王堆导引术功法基础上，又深入系统研究各类相关文献资料，进一步明晰了马王堆导引图的文化内涵、功法技术等关键环节。课题组曾赴长沙马王堆进行实地考察，进一步了解了马王堆导引图的发掘和复原过程，为梳理功法理论、再现功法技术做了扎实的基础性研究工作。

功法编创的总体思路遵循了以下几个方面：功法原型依据马王堆导引图；功法简单易学，名称便于记忆；动作美观大方；健身功效显著；适合不同人群习练。

为集思广益，课题组专门召开了传统导引养生术观摩研讨会，邀请马王堆导引图的主要复原者湖南省考古研究所周世荣研究员介绍马王堆导引图发掘复原的过程，并特邀一些对传统导引术具有专长者表演相关的导引技艺，期间还展示了课题组初编形成的马王堆导引术功法。与会专家对功法编创提出了宝贵的建议，使编创的新功法博采众长、兼收并蓄，更具推广普及价值。

课题组经过反复斟酌、论证和研讨，反复征求各界相关专家的意见和建议，最终在2008年通过专家评审，形成了这套古朴优美、内外相合、功效突出的健身气功·马王堆导引术功法。

健身气功·马王堆导引术的动作来源主要取自于《马王堆导引图》。《马王堆导引图》中的17个动作在这套功法中予以保留。起势动作选取了导引图中的一个行气图式，为开始练功做好准备；收势动作通过三环抱气，起到引气归元、静养心神的作用。整套功法以整体观为指导进行编创，功理符合健身气功的传统理论；动作设计围绕肢体进行开合提落、旋转屈伸、抻筋拔骨，符合人体运动的规律；呼吸要求自然，以形导气，意引气行；意念要求宁静、专一而不杂；功法演练要求松紧交替、舒缓圆活、形意相随、身心合一。

自健身气功·马王堆导引术面世推广以来，已经在中国乃至世界各地广泛传播，为增进世界民众身心健康、弘扬中国优秀传统文化和促进社会和谐做出了积极贡献。

第二节　功法特点

健身气功·马王堆导引术以人体生命整体观为核心思想，注重身心全面锻炼，尤其强调动作导引、意念活动与身心的紧密相关。其功法特点主要有四个方面：

一、循经导引，以意导气

循经导引，就是遵循人体经脉的走向，配合呼吸，进行一定规律的肢体运动。明代医学家李时珍说："内景隧道惟返观者能照察之。"这里的"内景隧道"就是指人体经脉循行的动态线，而返观者是指能应用返观内照之法的导引者。健身气功·马王堆导引术最为突出的特征，就是整套功法十二式动作与人体十二条经络相契合，每一节功法动作与一条经络相对应。

经络是运行全身气血，联络脏腑与肢节，沟通身体上下内外的通道。经络分为经脉、络脉、十二经筋与十二皮部。经脉为经络的主干，分为十二经脉（十二正经）、奇经八脉与十二经别；络脉为经脉的分支，分为十五别络、孙络与浮络。十二正经脉为气血运行的主要通道，与内脏有直接络属关系；奇经八脉有统率、联络与调节十二经脉气血的功能；十二经别可以加强十二经脉中互为表里的两经脉之间的联系作用。十二经脉及任督二脉各分出一个分支，再加上脾之大络，合称十五别络，有灌溉气血及加强表里两经在体表的联系等功能；孙络为别络再次分支的细小的络脉；浮络为浮现于体表的络脉。十二经筋联缀四肢百骸，主司关节运动功能，为十二经脉之气“结、聚、散、络”于肌肉、关节的体系；十二皮部为将十二经脉的功能活动反映于体表的部位。

循经导引要在练习过程中，以意念为中心，以动作为主体；以意导形，以形导气；意念循行于每式动作相关之经络所属的脏腑位置、经络与经筋走向，有序地收缩肌肉、驱动关节、延展肢体；从而实现激发人体气机运动、推动气血运行、畅通经络、调和脏腑的功能。如第一式动作“挽弓”，对应手太阴肺经。首先，以振手动作通过胸廓的开合和呼吸吐纳，调节胸中之肺气；接着转体，以挽弓动作在伸臂的过程中，延展手太阴经筋；最后，顶髋、沉肩、抬头，意念引导肺气，从胸中开始沿肺经起点肩内侧中府穴运行，经肘窝尺泽穴，到拇指端少商穴，从而祛除胸闷，改善气喘等身体不适。第二式动作“引背”，对应手阳明大肠经。拱背时，意念从食指端的商阳穴经肘外侧曲池穴到鼻翼对侧迎香穴；同时敛臀收缩小腹，增加腹内压协同挤压大肠，使意念注于大肠。第三式动作“凫浴”，对应足阳明胃经。两臂下落时，意念从面部承泣穴经腹侧天枢穴、胫骨外侧足三里穴到第二脚趾厉兑穴。第四式动作“龙登”，对应足太阴脾经。两掌上举时，意念从脚大趾隐白穴上行，经膝关节内侧阴陵泉穴到腋下肋骨间大包穴。练习过程中，意念循行于每式动作的经络走向，以意导气，从而实现推动人体气机运行、畅通经络气血之目的。

二、形意相随，身心合一

形意相随，就是在功法习练过程中，意念活动与形体动作相互配合，使意与形合。中医认为，人的精神与躯体是不可分离的，即“形神合一”；二者之间的对立统一关系，一方面表现为“形”是“神”进行一切事物活动的物质基础，为“神”开展各项精神活动提供重要的前提条件；另一方面则说明“神”是依附于“形”发展的，“神”是“形”进行功能活动的重要体现。而“意”作为“神”的一种表现形式，是练功时的思想活动，理应遵循“形神合一”的原则。健身气功·马王堆导引术强调循经导引，要求练功时思维活动要专注于身体的运动，注重用意念促进气机在经络中运行，使意念与形体活动保持一致，从而实现循经导引之目的。

马王堆导引图所描绘的动作可分为仿生导引类、含“引”字的祛病类、行气类、壮力类、按摩类五种形态，共44个动作。健身气功·马王堆导引术从中选取了导引图17个动作，包含了五种形态中除按摩类之外的四种形态。无论是仿生、祛病、行气或壮力，所有的导引动作都应该“象形会意”，做到像其所模仿的动物形态或动作外形，体会所要做的动作的内在意涵。形意相随的另外一个含义就是，要求练功时要“象其形，会其意”；每一式动作在操作时不但要清楚其外在形态，更要能理解其内在意义，做到神似；最后让动作形与意合，形神俱妙。如在练习鸟伸动作时，好似小鸟落枝头，手随身动而前摆，头随身动而前伸，惟妙惟肖。

三、旋腕摩肋，抻筋拔骨

健身气功·马王堆导引术整套动作中多次出现通过手腕的旋转摩肋、肢体的旋转屈伸及蠕动摩运、足踝的勾踢拧碾等肢体运动，以达到抻筋拔骨、牵拉脏腑、刺激经络的功效。功法中这些腕部旋转同时摩肋的动作，不仅提升了功法的习练效果，也更加彰显了功法的动作特性。如第二式动作“引背”及第七式动作“鸱视” 中的“旋腕摩肋”，以及收势动作的“旋腕摩肋”，均是通过旋腕牵拉腕部的肌腱、韧带等结缔组织，刺激末梢神经，带动整个上肢进行旋转运动，刺激手三阴、手三阳经的气血运行，以疏通瘀阻，同时通过摩肋进一步刺激肝经，以达到疏肝理气的功效。

健身气功·马王堆导引术整套动作中还多次出现通过指（趾）掌、头尾（臀）或躯干中段夹脊（下背）的引伸，达到抻筋拔骨、牵拉脏腑、刺激经络的功效。如第一式“挽弓”，后脚掌碾地、脚跟外旋、双腿抻直着地，双手对称撑拉，以腰为中心，四肢及头颈向外引伸。第四式“龙登”，引指、压掌，以牵伸上肢，头上顶，目视前下方，以引伸躯干与下肢；固定头、手、躯干与腿之后，落脚跟，逆向引伸腿、躯干、头及手，至指、掌。第六式“引腹”，第一个动作旋掌拧肩，双臂对称旋转，配合头及髋，以斜中正的形式，进行躯干上下及双臂左右的引伸；第二个动作旋腕撑掌，亦结合头及髋动作，但进行的是双臂上下及躯干左右的引伸。第七式“鸱视”，勾脚蹬脚跟、举臂屈腕、探头睁眼，除了延展四肢与头颈，还撑开肋下两肋与腰椎。这种以梢节或根节引导关节运动的形式，是健身气功·马王堆导引术与其他健身气功功法由内而外的不同之处。

四、典雅柔美，舒缓圆活

健身气功·马王堆导引术的编创取材于《导引图》的44幅动作画面，力求在达到健身养生功效的同时，活化并重现功法之独特的古朴、典雅之美，重新赋予功法新的生命力。整套功法动作形态独特优雅，动作节奏舒缓柔和，动作路线圆活流畅，呈现出的动作意境典雅而柔美，既表现了古人“贵柔”的哲学思想，也再现了中国传统文化的精髓与身体艺术的完美融合。

历史记载，汉太祖刘邦喜爱“楚舞”，尤喜欢“翘袖折腰之舞”。这种“翘袖折腰”的舞姿，便是张衡在《南都赋》中所言“怨荆西之折盘”的“楚舞”之风采，这种舞以柔软的腰功尽显舞蹈身段的魅力。从汉代折腰舞俑的舞姿上来看，这一类陶舞俑基本形制一致，身体前倾，扭肢折腰，身姿娇柔，随着舞步的变化，体态呈现优美的身体曲线。健身气功·马王堆导引术中，第一式“挽弓”的直膝顶髋仰首，第三式“凫浴”的屈膝摆掌顶髋，第六式“引腹”的顶髋悬臂、旋腕撑掌，这些动作充分展现出楚舞折腰的柔美体态。

健身气功·马王堆导引术整套功法舒缓圆活，动作舒展大方，节奏柔和缓慢，多旋转屈伸的圆弧线条与动作，活泼而富于变化。动作舒展大方并非不紧凑密集，柔和缓慢也并非都很慢，而是要在舒展大方与紧凑密集之间转换，由转换中，利用肌筋膜的弹性，使柔和缓慢的动作瞬间产生自然的快速动作。这样由舒展大方与紧凑密集之间的动作转换，所产生的柔和缓慢与瞬间快速的韵律变化，是自然而柔和的，慢中有快，快而不急，舒活悠然。健身气功·马王堆导引术动作多旋转屈伸的圆弧线条，圆弧代表的是直线的延展与不断的变动，直线延展与圆弧回转的相互结合使动作富于变化，配合舒展大方与紧凑密集的转换，更使动作活泼而圆融自然。

第三节　功理要旨

功理要旨是学练功法的旨趣和要义，是理解功理、掌握技术的关键。健身气功·马王堆导引术的功理要旨，既包含健身气功项目普遍的共性要旨，也蕴含其独特的理论内涵。

一、活肢正脊，内外合一

健身气功·马王堆导引术要求呼吸自然顺畅，精神宁静专一，肢体动作典雅柔美，三者融合锻炼而达到身心合一的境界。马王堆导引术以人体脊柱为纽带，带动上下肢、躯干进行前俯、后仰、侧屈、扭转、折叠、开合、缩放、提落等全方位运动，不仅使人体的肌肉、筋膜、骨骼、关节等进行全方位运动，而且练功过程中强调精神内守、形意相随、内外合一，从而达到平衡身心的功效。

本功法十二式动作按照人体十二经络走向进行编排，是一个完整的人体内循环锻炼体系。以经络系统为媒介循经导引，外以四肢百骸的动作来牵拉筋骨肉，牵动经络影响相应的内在脏腑机能；内以意念助推经络中的气血运行，让气血在脏腑与肢骸中贯通周流，使之滋润人体五脏六腑、四肢百骸，进而改善人体生命功能状态。

从功法技术结构层面而言，健身气功·马王堆导引术是一项全身性运动。挽弓、凫浴、引腹、雁飞为左右结构运动，龙登、鸟伸、引腰、仰呼为上下结构运动，引背、鸱视为斜方向结构运动，鹤舞为前后方向结构运动，各式动作结构均按照全身运动的整体观进行针对性的运动。各种动作结构布局，不同的身体锻炼部位，各式合而练之即是全身性锻炼。

特别是扭肢折腰等技术要求，使髋与肩相互推顶活动，让躯干从四正四隅的方位进行大幅度的挤压，进而产生由外而内的脏腑按摩。第六式“引腹”即是典型例子，该式透过肩和髋的扭动，挤压中脘，形成腹部按摩，可疏通腑气。手腕旋转、屈伸，撑掌顶指，足踝拧碾、提落、勾踢等动作，以梢节引导根节、从外向内伸展强化肌筋膜的锻炼技巧，让习练者的身体活动更具全面性。

二、导气令和，引体令柔

健身气功·马王堆导引术主要源自《导引图》中所记载的反映我国古人进行呼吸吐纳和身体活动的方法。按照晋代李颐所注，导引就是“导气令和，引体令柔”。

所谓“导气令和”，主要是指调顺呼吸之气以配合肢体运动，从而达到调节体内气血运行的目的。细、匀、深、长的呼吸方式，不仅能帮助习练者身体处于舒适自然的状态，还可有效增加横膈肌的力量和活动幅度，更大范围地刺激按摩五脏六腑，促使气血顺畅。健身气功·马王堆导引术非常注重“导气令和”的锻炼，要求习练者逐渐做到细、匀、深、长的腹式呼吸。气，也指人体机能，如胃气指胃功能，胃气虚即胃功能弱，消化机能可能就较差。健身气功·马王堆导引术作为肢体活动为主的健身功法，首要关注的是外在肢体的活动机能，要求“手足相合，上下相随”，肢体协调，动作柔顺；进一步则通过循经导引的功法锻炼，导引经络与气血，影响相关脏腑，调整内在脏腑的机能。

所谓“引体令柔”，主要是指通过各种肢体关节的牵拉运动达到身体柔顺的目的。规律性的“引体”动作练习，可以不断改善人体各部位的屈伸能力，发展人体的柔韧性、灵活性，进而提高人体的稳定性、耐久力，对于滑利关节、松解粘连、疏导经脉、畅通气血也有所帮助。健身气功·马王堆导引术的肢体动作非常注重旋转屈伸、抻筋拔骨和柔韧性的锻炼。科学研究和群众实践充分表明，健身气功·马王堆导引术的“导引”健身功能非常显著，这也是它本身蕴涵的主要功理要旨所在。

人体的骨骼位置结构，不但会影响身体的活动功能，也会影响脏腑的机能。不正确的四肢结构限制了手的灵活度与脚的活动功能，扭曲的躯干可压迫内脏，也可压迫脊神经，不仅能引发相关脏器的一系列症状，也能造成四肢与体表的疼痛。骨骼由肌筋膜固定与牵拉，较好的柔韧性与灵活性可以让身体的骨骼处于正确的结构状态，具有正常的活动功能，也让内脏机能不因受压迫而失常。通过本功法的规律性锻炼，使人体四肢百骸符合功法的要求，既可强化人体正常的骨骼位置结构，也对纠正偏颇的身形极有裨益。良好的身形、正确的骨骼位置结构，有利于人体气血的运行和畅通，对改善生命功能状态具有积极作用。

三、定向疏导，畅通经脉

从中医理论来看，人体的衰败，大多属于阴阳调节失衡。《黄帝内经》记载："五八，肾气衰，发堕齿槁；六八，阳气衰竭于上，面焦，发鬓斑白；七八，肝气衰，筋不能动；八八，天癸竭，精少，肾脏衰，形体皆极，则齿发去。肾者主水，受五脏六腑之精而藏之，故五脏盛，乃能泻。今五脏皆衰，筋骨解堕，天癸尽矣。故发鬓白，身体重，行步不正，而无子耳。"《难经·三难》曰："脉有太过，有不及，有阴阳相乘，有覆有溢，有关有格，何谓也？"在中医脉诊术语上，关格意指阴阳之气均盛极，形成阴阳离决之势。《素问·生气通天论》记载："阴平阳秘，精神乃治；阴阳离决，精气乃绝。"因此，病之来去，身之精神与否，皆在于阴阳平衡；而情志起伏、六淫攻易，则源于阴阳失衡。如果能以补泻、益损之道来平衡阴阳，让身体各部四时皆居于阴阳正位，使之阴平阳秘，则无畏于疾病。健身气功·马王堆导引术正是基于中医的阴阳平衡理论，利用大禹治水之堵不如疏的思想，结合中医阴阳互根、互济的学说，充分运用奇经八脉、十二经络的理论，走三焦，横阴阳，导阳气以下行，牵阴气以上升，结合呼吸吐纳、熊经鸟伸之法，调节人体臻于阴平阳秘的和谐境地，取得祛病强身、益寿延年之功效。

《马王堆导引图》由两部分组成，前半部分用两段文字分别描述了古人呼吸吐纳疗病的理念和11条经脉循行的路线，后半部分描绘了11列4行总共44幅古人锻炼身体的图像。该图左侧文字中有关经脉的记录，提示我们古人锻炼身体与疏通经脉的理念有关。十二正经和奇经八脉，可谓是众人皆知的概念，其实人体经络系统还有十二经别、十五别络、孙络、浮络，与十二经筋、十二皮部等构成，其中十二经筋联缀四肢百骸，主司关节运动功能，与控制身体活动的肌筋膜系统相关，相当于一种肌连结，特别值得重视。健身气功·马王堆导引术汲取了《马王堆导引图》疏通经络锻炼身体的思想，采用了循经导引的练功方法，来达到定向疏导、畅通经脉的健身目的。定向疏导就是运用意念与肢体的配合，按照经脉气血的运行方向进行疏导的方法。健身气功·马王堆导引术通过肢体导引与意念的相互配合，突出强调了畅通经脉的健身作用。

本功法由十二式动作组成，十二式动作分别对应十二正经，按照经脉气血流注的循环顺序进行编排，通过功法技术对人体“身、心、息”的调节引动气血运行，将十二式动作演练与经脉的气血运行相结合，实现功法技术对人体身心、气血、脏腑等的定向疏导，实现经脉畅通的目的。经脉畅通，气血运行，是实现健身气功所强调的“三调合一”身心境界的基础，也是健身气功习练者所必须注意的要点之一。练习健身气功·马王堆导引术时，除了要加强技术动作对人体内循环系统的定向疏导外，还应注意“身、心、息”三者之间的调节，以身练息、以息养心、以心化身，将“身、心、息”融为一体。

第四节　健身效果

健身气功·马王堆导引术动作典雅柔美，注重循经导引，持续坚持锻炼可疏通经络、调和气血、充盈脏腑、强壮筋骨，优化人体整体生命功能状态。科学研究同样表明，长期习练健身气功·马王堆导引术在提高习练者体质健康、心理健康、生活质量、免疫机能和防治慢性疾病等方面具有显著效果。

一、增进体质健康

体质是人体形态结构、生理功能和心理因素的综合特征。当前，体质健康已经成为衡量民众身心健康的代名词，成为衡量一个人身体素质、运动能力和心理健康的重要标志。健身气功·马王堆导引术是一项注重“身、心、息”相结合的运动，在改善身体形态、身体机能和心理健康方面功效显著。

一项针对中老年女性体质影响的研究表明，健身气功·马王堆导引术是集呼吸运动、肢体运动和意念活动为一体的健身功法，适合中老年女性的体质特点和运动负荷，坚持锻炼对中老年女性的身体形态、身体机能和身体素质等方面有明显的改善作用，特别是肥胖程度、心血管系统、平衡能力、灵敏素质和柔韧素质等方面更有显著性改善，还可以有效改善中老年人的经络气血循环，从而使心理状态和对环境的适应能力得到全面提升。该项研究通过对中老年女性体质的实验研究，充分证明了马王堆导引术在增进中老年体质健康方面的积极作用。

本功法“典雅柔美”的风格特征，也吸引了中青年群体参与学练，并取得了良好的锻炼效果。在一项针对大学生群体，以马王堆导引术和24式太极拳为主要教学内容的实验研究显示，通过对受试者身体形态、身体素质、身体机能和心境状态进行运动干预，马王堆导引术与24式太极拳对大学生体质均具有积极作用，但是在收缩压和紧张情绪的改善方面，马王堆导引术比24式太极拳的作用更加明显。该项研究也再次验证了马王堆导引术对中青年体质健康的重要作用，长期坚持习练，对于增进体质健康具有重要意义。

“循经导引”是马王堆导引术的功法特点之一，整套功法动作与经络相结合，强调按照人体经脉走向配合呼吸进行练习，是中医理论应用于健身气功的典型代表。相关研究证明，马王堆导引术十二式动作分别对应经络学说的十二正经，整套功法按照经脉气血流注的循环顺序编排动作，从预备势、起势到收势是一个完整的经络锻炼过程（表1、表2）。该项研究同时指出，习练者在进行马王堆导引术锻炼时，如果能够明晰经络，通过调身、调息、调心三调合一的练功准则（调身以抻拉十二经筋为原则；调息以深、细、匀、长为原则；调心以意守十二经脉流注方向为原则），用经络学说的观念去理解功法，将会更好地提升功法的健身效果。经络学说是马王堆导引术功法编创的主要理论依据之一，习练者如能充分地将经筋牵伸、经脉气血运行与功法练习相结合，必将更好地增进体质健康。

表1 健身气功·马王堆导引术对应十二经筋的肢体牵伸

动作名称		十二经筋	牵伸动作	经筋主要循行通道
第一式	挽弓	手太阴经筋	展肩扩胸、抬头提髋	大拇指指尖，经大鱼际、前臂、上臂到锁骨
第二式	引背	手阳明经筋	抻臂拱背，牵拉两肋	食指桡侧经前臂、上臂、颈外侧到脸部
第三式	凫浴	足阳明经筋	顶髋摆臂旋腰	脚约二、三、四趾足背上，经小腿、大腿前及外侧，前经腰、胸、颈外侧到脸部，后经背部的第十肋往上到第六胸椎
第四式	龙登	足太阴经筋	两臂撑展，提踵而立	足大趾内侧，内踝往上经小腿、大腿内侧到脐部，经腹、胸前偏外侧，上行到脸部
第五式	鸟伸	手少阴经筋	展臂前伸，牵拉蠕动脊柱	小指尖上，经小鱼孙、前臂、上臂，入胸腔
第六式	引腹	手太阳经筋	两臂内旋外展，髋关节的扭动，配合手臂伸展	第五指外侧往上，经前臂、上臂、肩胛骨外侧到颈外侧
第七式	鸱视	足太阳经筋	抻臂拔肩，头颈前探，勾脚尖	自足趾外侧起，沿小腿、大腿后侧、臀部、腰背部直至颈头部
第八式	引腰	足少阴经筋	躯体的前俯后仰，扭转脊柱	足第五趾脚底下，经涌泉、内踝后，沿小腿、大腿内侧上行至骶骨内部
第九式	雁飞	手厥阴经筋	身体左右倾斜，伸展手臂	第三指指尖，经前臂、上臂内侧，结于腋下，向下散布于肋前后，分支入腋散胸中
第十式	鹤舞	手少阳经筋	两手臂前后摆动，扭转躯干推掌	手臂第四指尺侧，经前臂、上臂外侧至颈头部
第十一式	仰呼	足少阳经筋	举臂外展，踮足拉长足底肌肉、韧带	足第四趾往上经外踝、小腿、大腿外侧，经腰、胸、颈外侧至颈头部
第十二式	折阴	足厥阴经筋	手臂伸举旋落，折叠前俯	足大拇指上，经同踝前、小腿、大腿侧到前下髂嵴，再经腹、胸腔的前侧、外侧至颈头部

表2　健身气功·马王堆导引术对应十二经脉气血流注

动作名称		十二经脉	意念流注	经脉腧穴
第一式	挽弓	手太阴肺经	挽弓伸臂时，意注体内气机从胸中经肘窝贯注拇指端	中府、尺泽、少商
第二式	引背	手阳明大肠经	上步后坐时，意注体内气机从食指端经肘外侧回到鼻翼两侧	商阳、曲池、迎香
第三式	凫浴	足阳明胃经	两臂从头顶上方下落时，意注体内气机从头顶经腹侧、胫骨外侧至脚趾端	承泣、天枢、足三里、厉兑
第四式	龙登	足太阴脾经	两手上举时，意注气机从大趾外侧端上行经膝关节内侧至腋下	隐白、阴陵泉、大包
第五式	鸟伸	手太阴心经	侧摆臂时，意注体内气机从腋下经肘至小指端	极泉、少海、少冲
第六式	引腹	手太阳小肠经	两手上撑时，意注体内气机从小指端经肘关节内侧至耳前	少泽、小海、听宫
第七式	鸱视	足太阳膀胱经	勾脚尖时，意注体内气机从头经后背、腘窝至脚趾端	委中、至阴
第八式	引腰	足少阴肾经	两手上升时，意注体内气机从脚底经膝关节内侧至锁骨下沿	涌泉、阴谷、俞府
第九式	雁飞	手厥阴心包经	转头下视时，意注体内气机从胸内肘横纹中至手指端	天池、曲泽、中冲
第十式	鹤舞	手少阳三焦经	推按时，意注体内气机从手指端经肘外侧至头部	天井、丝竹空
第十一式	仰呼	足少阳胆经	手上举下落时，意注体内气机从头部经身体外侧至脚趾端	瞳子髎、环跳、足窍阴
第十二式	折阴	足厥阴肝经	双手沿下肢内侧上行时，意注体内气机从脚趾端经膝关节至胸中	大敦、曲泉、期门

二、提升心理健康

心理是指人的思想、情感、记忆等人脑活动的总称。心理健康是指人的认知、情感与意志等心理活动的积极状态。随着近年来心理健康问题的不断增多，心理健康已经成为主要社会性问题之一。相关研究表明，影响健康的因素除了生理学方面，心理学和社会学等方面影响因素所占的比重也越来越大，心理健康已经成为衡量健康水平的主要指标和影响因素。习练健身气功·马王堆导引术强调“形意相随”，即是注重对人体生理健康和心理健康的双重提升。

健身气功·马王堆导引术对中老年女性锻炼者心境状态影响的相关研究（图3）结果显示，通过马王堆导引术的持续练习，习练者的紧张指数、愤怒指数、疲劳指数、抑郁指数和慌张指数等均有所下降，而精力指数和自尊感指数均有所提升，说明马王堆导引术锻炼能显著降低习练者的消极情绪，提高习练者的积极情绪，达到改善习练者心境状态的目的。同时，也反映了马王堆导引术在提升心理健康方面具有较好的健身功效，对提高人体心理健康水平具有较好的帮助。针对马王堆导引术对改善人体心理健康效果问题的研究（图4）发现，马王堆导引术习练组在紧张、愤怒、疲劳、抑郁、精力、自尊感指数在练功前后比较均呈显著差异（$P<0.01$），对照组在实验前后各项测试指标未发生明显改变（$P>0.05$），对照组实验结果各项得分没有明显变化，表明马王堆导引术锻炼对习练者的心境产生了积极的影响，能降低习练者的焦虑水平。

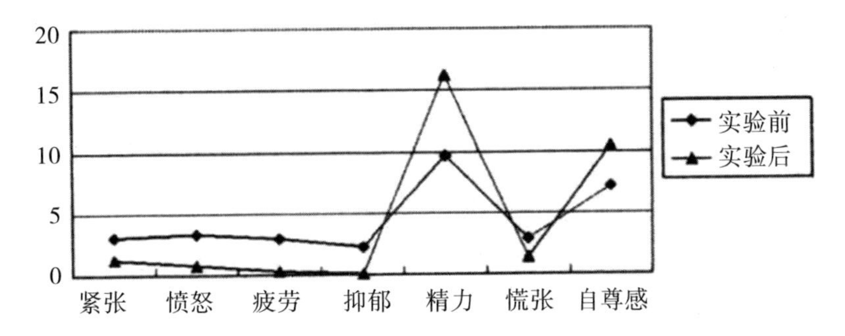

图3　实验组在实验前后的心境状态量表比较图

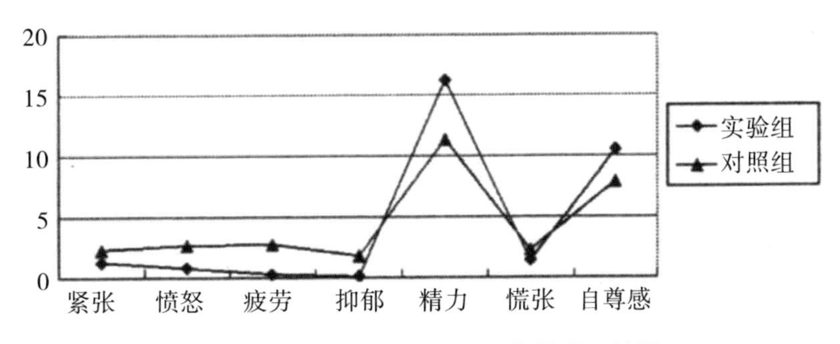

图4　实验组和对照组心境状态量表比较图

通过运用生理相关原理与自主平衡系统（SPCS）对中老年女性马王堆导引术习练者的相关生理指标进行科学测试，研究结果显示，练习马王堆导引术后，习练者的心率降低，情绪趋向稳定，表明马王堆导引术锻炼能降低习练者交感神经系统的兴奋性，并提高迷走神经系统的兴奋性，有助于习练者情绪趋于平和。由此可见，习练马王堆导引术对人体心理健康具有积极的作用，加强马王堆导引术练习是提高人体心理健康水平的重要手段之一。

三、改善生活质量

随着社会经济的发展和人们物质生活水平的提高，人们更倾向于以自身的主观感受来评价和衡量生活质量的高低。把生活质量看作是一个与生理健康、心理健康、心理状态、独立程度、社会关系、个人信仰等因素有着复杂关联关系的概念，代表着能满足人们生活需要的社会和自然条件的综合水平，是人们对物质与精神需求的满意度和对生活的全面评价。

相关研究（表3、表4）以马王堆导引术对中老年女性生活质量的影响为研究重点，通过部分中老年女性应用马王堆导引术进行锻炼，并对其锻炼前、后生活质量改善方面进行的问卷调查结果表明，马王堆导引术实验组在练习前后，生理功能、躯体疼痛、总体健康、生命活力、精神健康5个维度方面有显著性差异（$P<0.05$）；实验组生活质量各个维度的得分均高于对照组，并且实验组总体健康、生理健康总评、心理健康总评的得分显著高于对照组。该项研究还指出，SF–36量表用于评价马王堆导引术对中老年女性生活质量影响的研究方面具有较高的灵敏性。上述研究表明，马王堆导引术对中老年女性的生活质量具有很好的改善作用，可以有效地减缓机体功能的衰退趋势，进而表明其对于改善人们生活质量具有显著作用。

表3　实验组实验前后SF–36量表调查结果

名称	实验前	实验三个月后	*T*值	*P*值
生理功能（PF）	65.7 ± 6	70.6 ± 7	–5.630	0.009
生理职能（RP）	62.7 ± 11	71.5 ± 8	–6.218	0.036

（续表）

名称	实验前	实验三个月后	*T*值	*P*值
情感职能（RE）	68.0 ± 24	80.8 ± 29	–2.606	0.015
社会功能（SF）	69.7 ± 12	79.5 ± 9	–6.340	0.059
躯体疼痛（BP）	67.5 ± 7	73.4 ± 6	–3.655	0.007
生命活力（VT）	66.9 ± 10	72.3 ± 9	–5.623	0.003
精神健康（MH）	59.3 ± 13	68.8 ± 11	–6.261	0.002
总体健康（GH）	61.5 ± 13	70.8 ± 8	–4.871	0.006
生理健康总评（PCS）	63.6 ± 10	71.5 ± 14	–3.477	0.016
心理健康总评（MCS）	67.7 ± 9	74.9 ± 6	–4.556	0.037
总分	65.3 ± 11	73.7 ± 19	–6.217	0.046

表4　实验组与对照组实验后SF–36量表调查结果

名称	实验组	对照组	*T*值	*P*值
生理功能（PF）	70.6 ± 7	67.0 ± 9	1.549	0.128
生理职能（RP）	71.6 ± 8	68.2 ± 21	0.718	0.479
情感职能（RE）	80.8 ± 29	63.7 ± 23	2.267	0.028
社会功能（SF）	79.5 ± 9	74.8 ± 12	1.473	0.149
躯体疼痛（BP）	73.4 ± 6	67.2 ± 16	1.763	0.089
生命活力（VT）	72.3 ± 9	67.0 ± 18	2.180	0.034
精神健康（MH）	68.8 ± 11	64.9 ± 7	0.432	0.154
总体健康（GH）	70.8 ± 8	61.6 ± 11	3.462	0.001
生理健康总评（PCS）	71.5 ± 14	64.8 ± 15	4.715	0.007
心理健康总评（MCS）	74.9 ± 6	65.7 ± 7	3.233	0.001
总分	73.7 ± 19	64.7 ± 16	3.842	0.001

有研究以实现“健康是生活质量的基础”为目标，通过对长期马王堆导引术习练者相关神经指标的测试，探究了马王堆导引术对大脑皮

质神经系统的影响。该项研究表明，坚持习练马王堆导引术可以使中枢神经系统兴奋性下降，而这种下降通过神经—内分泌—免疫网络使免疫平衡能力得到提高，身体机能得到改善，这可能正是本功法的独特之处和健身效果的机制所在。兴奋性降低代表着马王堆导引术习练者具有良好的入静状态，这种入静状态下的健身机制是身—心相互作用的结果。长期习练马王堆导引术使习练者练功时大脑皮质保持低度兴奋，这种低度兴奋是大脑皮质功能活动的有序性、整合性和连贯性的表现。马王堆导引术健身效果不是单纯由意念活动产生的，而是动作、呼吸与意念配合，即“三调合一”锻炼方式长期习练形成的。该项实验还表明，习练马王堆导引术对人体体质、心理和生活质量的影响主要源于中枢神经系统的调节，通过“动作”“呼吸”与“意念”的结合，达到科学健身的目的。

四、防治慢性疾病

慢性病是指起病缓慢、病程较长且不易痊愈等疾病的总称，具有发病率高、死亡率高和致残率高等特点。常见慢性病主要包括高血压、糖尿病、老年痴呆、慢性阻塞性肺疾病、肿瘤等。大量研究表明，马王堆导引术在防治慢性病方面具有较好的干预效果。

根据一项针对2型糖尿病患者进行马王堆导引术干预的实验研究（表5）表明，在常规药物治疗基础上进行马王堆导引术锻炼能有效地调节和控制血糖的水平，降低HbAlc及血脂，提高HDL-C水平，对2型糖尿病患者的康复、稳定病情和改善机体的功能状态及防治并发症具有良好作用。马王堆导引术在练习过程中，可以有效增强习练者的自我认同感和信心，使人心境愉悦，有利于心理健康水平的改善。研究还表明，长期坚持马王堆导引术锻炼的2型糖尿病患者能够从中获得明显的益处，对于帮助2型糖尿病患者改善自身的血糖和血脂水平效果明确，值得在2型糖尿病患者中大力推广此种功法。该项研究充分证明了马王堆导引术对2型糖尿病患者的干预效果，也充分地肯定了马王堆导引术对糖尿病患者康复的重要作用。

表5 两组患者实验前后血液流变性比较

项目	实验组（n=20）		对照组（n=20）	
	实验前	实验后	实验前	实验后
全糖黏度200	4.13 ± 0.50	3.54 ± 0.48①	3.94 ± 0.62	3.80 ± 0.56
全糖黏度30	5.58 ± 0.86	5.32 ± 0.59	5.23 ± 0.69	5.16 ± 0.80
全糖黏度5	10.02 ± 2.82	8.78 ± 1.47①	8.99 ± 1.37	9.09 ± 1.31
全糖黏度1	20.90 ± 4.37	19.24 ± 3.82②	20.29 ± 3.69	19.97 ± 2.50
全糖黏度	1.71 ± 0.38	1.33 ± 0.10①③	1.49 ± 0.23	1.47 ± 0.24
全血高切还原黏度	3.369 ± 0.748	2.981 ± 0.346②	3.252 ± 1.189	3.370 ± 1.070
全血低切还原黏度	17.83 ± 5.93	15.49 ± 4.23①	18.16 ± 12.46	18.79 ± 11.49
卡松黏度	4.01 ± 0.84	3.73 ± 0.65②③	3.03 ± 0.88	2.77 ± 0.86

注：①与实验前比较，P<0.05；②与实验前比较，P<0.05；③与对照组比较，P<0

有一项针对无运动习惯的轻中度高血压患者的马王堆导引术干预实验研究表明，运用马王堆导引术对高血压患者进行运动干预，在生理方面，能够改善习练者的疲倦状态和睡眠质量，提高精力；在心理领域方面，能够改善习练者的心理健康，减少一定的消极情绪，能够对高血压习练者的学习、记忆及注意力方面有所提高；在社会关系方面，对习练者来说功法简单易行、容易接受，一起习练能够改善人际关系，对降低血压有着积极的作用，充分表明了马王堆导引术对高血压习练者的干预效果。

关于马王堆导引术对慢性病的干预效果，相关研究还针对强直性脊柱炎进行了跟踪研究。该项研究指出，强直性脊柱炎是一种慢性进展的炎性疾病，往往会造成患者肢体功能、劳动能力及生活质量等诸多方面的重大损害。马王堆导引术有益于强直性脊柱炎的辅助治疗。该项研究在马王堆导引术干预强直性脊柱炎患者的教学过程中，植入了“导学—学导”的教学方法，取得了良好的教学效果，为马王堆导引术对强直性脊柱炎的干预提供了参考。以上研究针对马王堆导引术在慢性疾病中的干预效果进行了科学验证，充分证明了马王堆导引术在防治慢性疾病方面的干预效果，为马王堆导引术干预慢性疾病提供了科学依据。

五、提高免疫机能

马王堆导引术在编创时就以整体观为指导，注重全身性锻炼，以实现提高人体生理功能的目的。相关研究表明，长期坚持可增强习练者机体生理平衡，有效提高自身免疫机能。

一项针对马王堆导引术锻炼对中老年女性免疫功能影响的研究（表6）表明，习练马王堆导引术3个月后，练功组受试对象的$CD4^+$数量增加，NK细胞百分比含量有所增加，NKT细胞百分比含量显著升高，且高于对照组（$P<0.05$）。该项研究还指出，马王堆导引术锻炼对改善中老年女性的免疫功能有一定作用，其免疫功能改善的作用机制可能与马王堆导引术“调身、 调息、调心”三调合一的运动特点有关。由此可以看出，

马王堆导引术锻炼不仅对人体体质具有调节作用，对人体免疫系统同样具有重要的调节效果。

表6 两组练功前后T淋巴细胞及其亚群指标变化

指标	练功组（n=38）		对照组（n=40）	
	实验前	实验后	实验前	实验后
$CD3^+$（%）	55.85 ± 7.29	56.06 ± 7.09	55.72 ± 7.06	55.82 ± 7.16
$CD4^+$（%）	32.18 ± 3.53	34.02 ± 4.25	32.34 ± 4.38	31.16 ± 4.21
$CD8^+$（%）	24.2 ± 5.53	24.03 ± 6.58	23.82 ± 6.07	23.3 ± 5.66
$CD4^+$/CD8	1.41 ± 0.4	1.56 ± 0.61	1.45 ± 0.43	1.46 ± 0.4

有研究（表7）表明，练习马王堆导引术20周后，练功组实验对象的心率（HR）、脉压差（PP）、收缩压（SP）、舒张压（DP）均表现出不同程度的降低或减少；心搏出量（SV）、心输出量（CO）、心搏指数（SI）、心脏指数（CI）均显著高于实验前（P<0.05）；总外周阻力（TPR）显着低于实验前（P<0.05）。练功组免疫球蛋白IgA、IgG水平明显高于练功前（P<0.05），IgM水平也高于练功前。该项研究指出，马王堆导引术锻炼对改善中老年女性心血管功能及免疫机能具有积极意义，这也进一步论证了马王堆导引术对人体机能的重要干预作用。

表7 两组练功前后免疫球蛋白指标变化

指标	练功组（n=38）		对照组（n=40）	
	实验前	20周后	实验前	20周后
lgA	2.63 ± 0.85	3.0 ± 0.94	2.52 ± 0.75	2.446 ± 0.67
lgG	12.35 ± 2.52	12.93 ± 3.4	12.23 ± 2.4	12.34 ± 3.26
lgM	1.45 ± 0.54	1.49 ± 0.52	1.36 ± 0.42	1.37 ± 0.38

针对马王堆导引术的干预效果，相关研究还对中老年女性血脂代谢和自由基代谢的影响进行了研究。研究结果显示，练功20周后，练功组实验对象的HDL、SOD和GSH-Px水平明显高于练功前（$P<0.05$），TG、TC、MDA水平明显低于练功前（$P<0.05$）；而空白对照组在实验前后各项测试指标未发生明显改变（$P>0.05$）。该项研究还指出，马王堆导引术锻炼对改善中老年女性的血脂代谢有一定的积极作用，对中老年女性的自由基代谢产生了显著的健身效果。

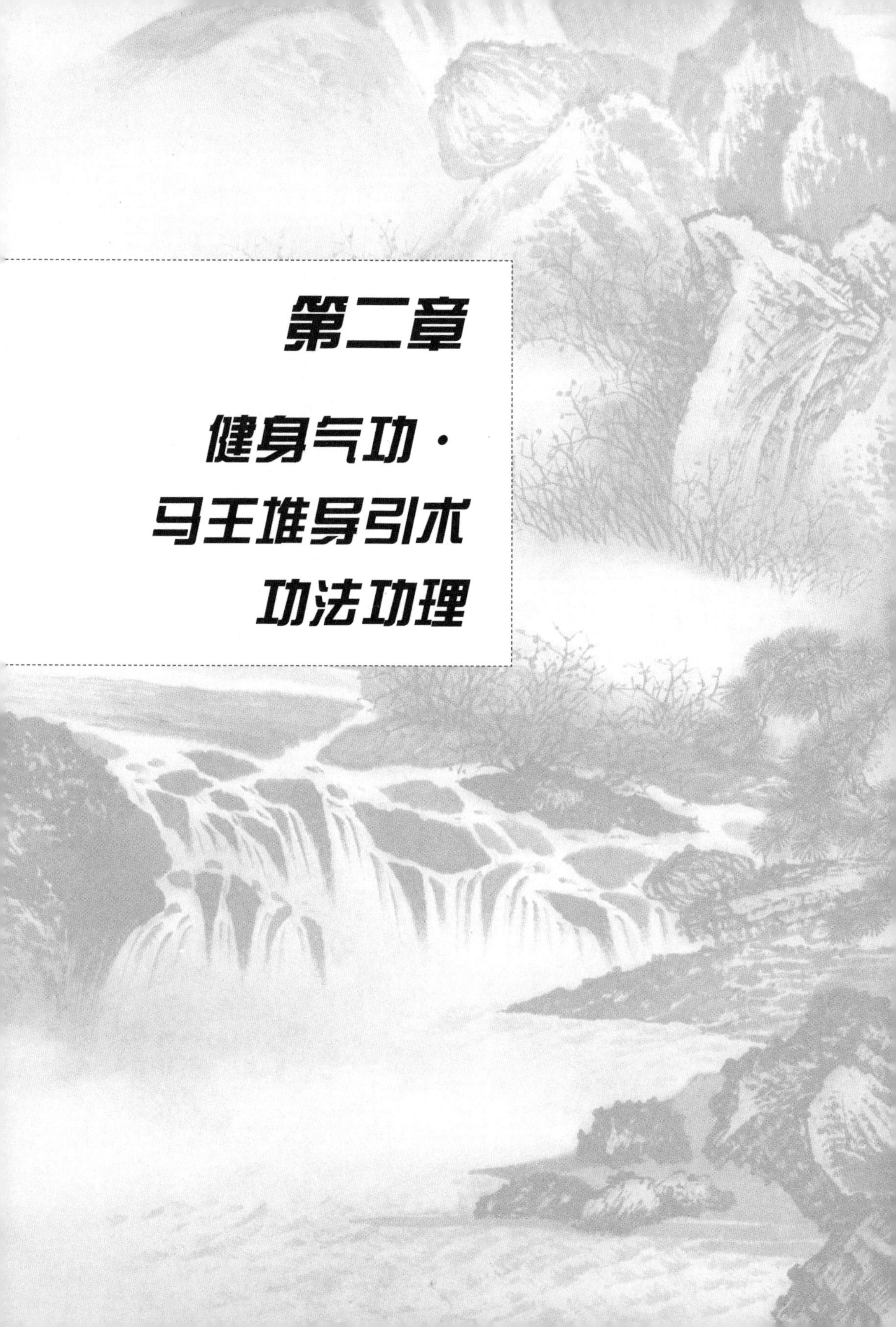

第二章

健身气功·马王堆导引术功法功理

在功法锻炼过程中，功理是指导功法实践操作的方向和理论依据，同时也是帮助练习者达到身心合一精神状态的理论指导。如果缺少了功法理论，功法技术也就失去了灵魂，变成一套简单的动作操。马王堆导引术是以人体经络理论为核心，结合形体、呼吸、意念等系列练习内容，涵盖了形、气、意等多方面锻炼的健身气功功法。本章将详细论述功法功理的相关内容，帮助习练者理解和掌握功法功理，不断提高练功水平。

第一节　功法基础

功法基础主要包括手型、步型、身型、呼吸、意念、站桩等内容，掌握功法基础可以帮助习练者快速掌握马王堆导引术功法技术基本规范。习练者可以根据自身的需求，选择单独练习功法基础或者将功法基础作为整套功法练习前的热身练习，以进一步体悟功法的要领和要旨，形成正确的动力定型。

一、手型

（一）自然掌

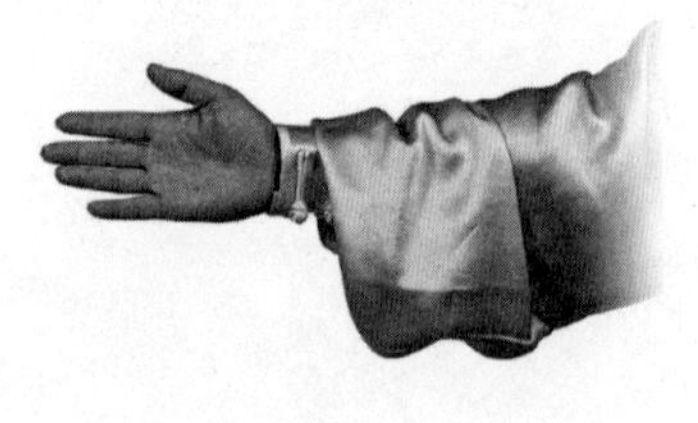

图5

掌指自然伸展，五指微分，掌心微含（图5）。

（二）勾手

手掌向外背屈折腕，五指自然弯曲（图6）。

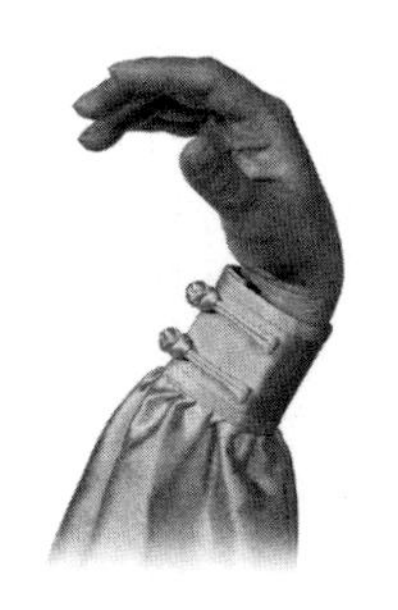
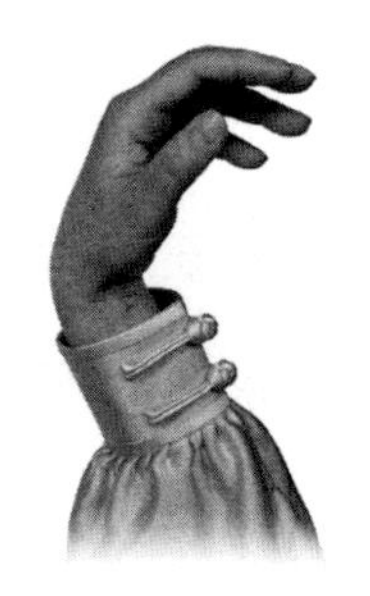

图6

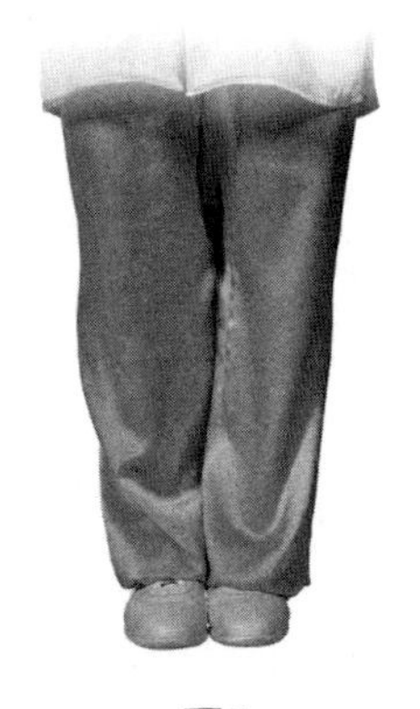

图7

二、步型

（一）并步

两脚并拢，身体自然直立（图7）。

（二）开步

开步站立，两脚内侧约与肩同宽，脚尖向前（图8）。

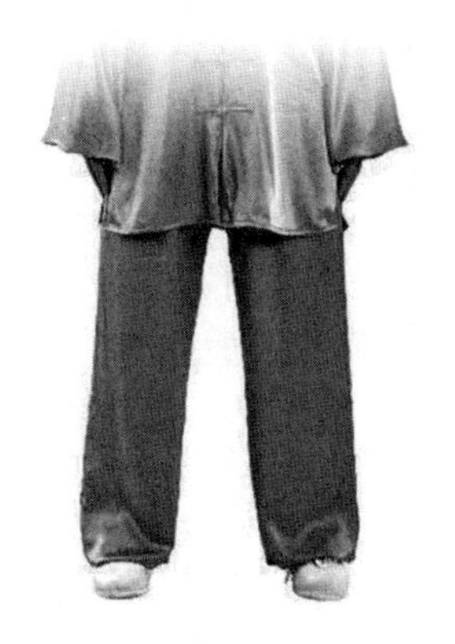

图8

（三）后坐步

两脚前后站立，重心后坐，后腿屈膝，前腿自然伸直（图9）。

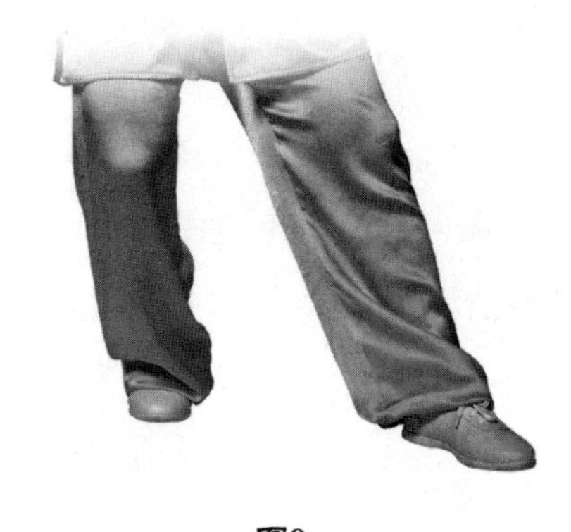

图9

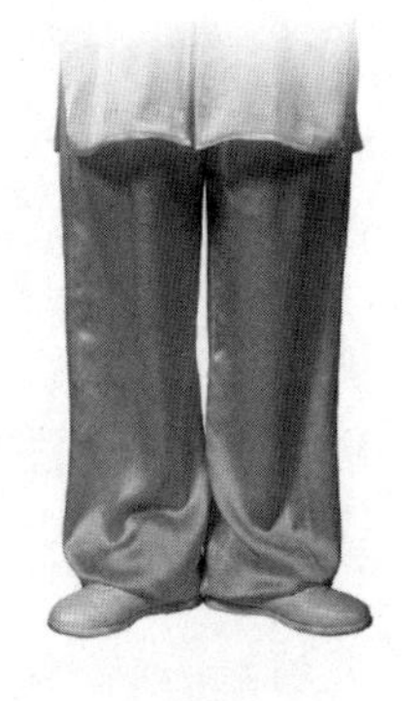

图10

（四）八字步

两脚跟并拢，脚尖外展，夹角约成90°（图10）。

三、呼吸

中医学认为：气为血之帅，血为气之母，呼吸是体内气机运行的主要动力，而气机又是血液运行的前驱力。呼吸练习也可以促进体内气机的生发、发展，起到行气活血的效果。

（一）自然呼吸

自然呼吸是在没有任何主观意识因素干扰下的自在性呼吸。对初学者来说，应多采用自然呼吸的方法，以达到不调而自调的作用，呼吸也会逐渐随练功深入而变得深、细、匀、长。如练功开始就过分注意对呼吸的各种要求，反而容易产生不应有的紧张状态，以致出现呼吸不畅，影响习练效果。

（二）腹式呼吸

腹式呼吸是在练功过程通过横膈肌的运动来完成的呼吸方法，分为顺腹式呼吸和逆腹式呼吸。

顺腹式呼吸在生理学上也称等容呼吸。吸气时，腹肌放松，横膈肌随之下降，小腹逐渐隆起；呼气时，腹肌收缩，小幅回缩或稍内凹，横膈肌也随之上升还原。这种呼吸不仅可以加大肺的换气量，而且能对腹腔内脏起到按摩作用。

逆腹式呼吸在生理学上也称为变容呼吸。吸气时，腹肌收缩，小腹回缩或稍内凹，横膈肌随之收缩下降，使腹腔容积变小；呼气时，腹肌放松，小腹隆起，横膈肌上升还原，使腹腔容积变大。逆腹式呼吸对于内脏器官的影响很大，有类似按摩或运动内脏的作用，对于改善肠胃功能、启动气机有较大地帮助。

（三）提肛呼吸

提肛呼吸是在练功过程中把提肛和呼吸结合起来的呼吸方法。它是指吸气时有意识地收提肛门及会阴部肌肉，呼气时则放松肛门及会阴部肌肉。

（四）停闭呼吸

停闭呼吸是指在呼、吸之间或之后，停止片刻后再呼吸的方法。生命在于呼吸，作为呼吸停顿状态的屏息，只能是短暂的一刻，不可能持续过长时间，一次停闭呼吸一般不宜超过2秒，其作用是加大对脏腑、肌肉、关节等的刺激强度。根据呼吸之间停闭的不同，主要有两种停闭形式：一是吸气—停闭—呼气；二是吸气—呼气—停闭。停闭呼吸的时间根据功法的需要和习练者的自身控制能力来选择。

练功过程中的呼吸方式，必须要根据习练者对呼吸的把控能力进行选择。刚开始练习时，宜采用自然呼吸，不加意念的控制，然后逐步过渡到顺腹式呼吸。待功法动作熟练后，随着肢体运动的升降开合可采用逆腹式呼吸进行练习。在配合肢体运动的升降开合时，呼吸可以有短暂的停闭，停闭的时间要紧密配合肢体动作，以不紧张、不憋气为准。在马王堆导引术练习中，如挽弓一式，转体上臂伸展到最大幅度时，可选择停闭呼吸，然后在胸前合抱。呼吸节奏的把握能力也是功法水平高低的一个体现。

在健身气功·马王堆导引术的习练中，呼吸、意念和动作的配合贯穿始终，三者密不可分。呼吸和动作配合的总体规律是起吸落呼、开吸合呼；主要的呼吸方法可根据姿势变化或练功要求进行选择。呼吸的“量”和“劲”都不能太大、太过，在习练过程中要循序渐进达到细、匀、深、长的程度。对于初学者而言，先以自然呼吸为主，避免因过分地强调呼吸的各种要求而顾此失彼，造成精神上的负担。功法技术章节中对各式动作与呼吸的配合只作一般提示，如呼吸不顺畅，应及时采用顺其自然的呼吸方法进行调节。

四、意念

意念的基本内容可以概括为“意守”，即意念归一。在练功状态下集中注意力，排除杂念，可以抑制交感神经的兴奋性，激活副交感神经，使习练者达到身心放松的状态。本功法常用的意念方法有以下几种。

（一）意念放松

在保证身形和动作姿势正确的前提下，有意识地放松身体是练功中最基本的内容。从练功一开始，就要精神放松、思想集中、呼吸调匀，同时诱导身体各部位解除各种紧张状态，逐渐进入一种舒适自然的准备状态练功。练功过程中，不断保持并尽可能地使身体放松的程度加深，既要能解除各种紧张，也要做到松而不懈。这种有意识地放松精神和肢体，就是意念放松的一种表现。

（二）意守部位

意守部位是指把注意力集中到自己身体的某一部位，常用的意守部位一般是经络上的穴位。这种把注意力集中到某一部位或穴位上的意念方法，不仅有助于排除杂念、收摄心神，而且意守穴位的不同，也可以对身体内部气血的运行、脏腑的功能起到不同的调节反应。如在起势时两手前抬，意注劳宫穴，同时吸气；下按时，百会上顶的同时，意注下丹田。

（三）意想动作

在练功过程中意想动作规格是否正确，技术方法是否准确清晰，练功要领是否合乎要求，既可系住念头、集中意念，也有利于正确地掌握功法技术，还可将意念与形体动作相结合，逐步做到形神合一。

（四）意守呼吸

意守呼吸是指练功中有意识地注意呼吸的一种意守方法。把意念与呼吸相结合，细心体会内在气息的调整，具有促进人体气机的升降开合作用。

（五）意念经络

意念经络是指根据功法动作所循行的经络走向进行意守。其目的是以一念代万念、排除杂念，使精神集中；同时，意随气行、意到气到，可加强对意念循行经络的刺激，畅通经络气血，疏导脏腑气机。

意念的基本要求是入静。练功时，要求身体和精神进入一个相对安静平和的状态。意念的方法尽管各不相同，但意守原则是基本相同的。意守时不要用意太重，以免出现头昏眼花等现象。本功法提出的各种意念方法的运用，应根据不同的练功要求、自身的技术水平和练功阶段等情况进行合理的选择。对于初学者来说，可意念身体放松、意念动作过程等，随着练功的深入，逐渐进入似守非守、绵绵若存的境界。

五、站桩

（一）无极桩

1. 动作说明

两脚并步站立，周身中正，头正颈直，下颌微收，含胸拔背，腹部自然放松；两臂自然下垂，手心向内，指尖向下；唇齿轻闭，舌抵上腭；目视前方（图11）。

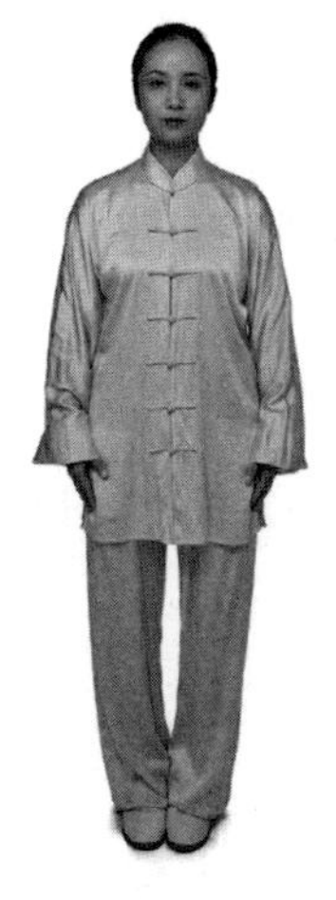

图11

2. 呼吸方法

（1）初练时采用自然呼吸。

（2）随着练功水平的提高，可以采用腹式呼吸。

3. 意念活动

（1）意念身体各部位放松。

（2）顶天立地，形松意充，内静外敬，周身融融，意守丹田。

4. 技术要点

（1）身体中正，呼吸自然，精神内守，宁静安详。

（2）头部百会穴轻轻上领，两脚脚趾轻轻抓地，两膝自然伸直，两手指尖轻轻下引，不僵不懈。

5. 功理与作用

（1）调整身形，使周身中正。调整呼吸，使气息和顺。调控心意，使意念专一，进而达到形正、息平、意宁和神聚。

（2）通过调整身形、呼吸、意念，使习练者从日常状态渐入练功状态。

（二）抱元桩

1. 动作说明

两脚开步站立，与肩同宽，脚尖向前，两膝微屈；两臂合抱于体前，与胸同高，掌心向内，指尖相对；周身中正，百会上领，下颌微收，舌抵上腭，含胸拔背，松腰落胯；目视前方（图12）。

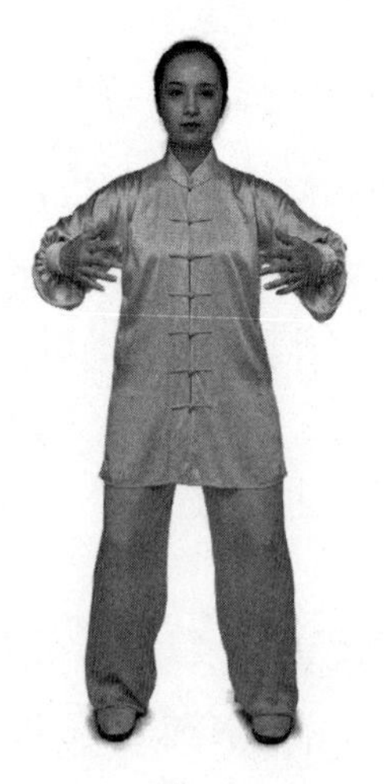

图12

2. 呼吸方法

（1）初练时宜采用自然呼吸。

（2）随着练功水平的提高，可以采用腹式呼吸。

3. 意念活动

（1）开始练功时意想顶天立地，形松意充，内静外敬，周身融融。

（2）随着练功的深入，意守丹田。

4. 技术要点

（1）脊柱竖直，两臂撑圆。

（2）精神内守，气沉丹田。

（3）肩井穴与涌泉穴相照应。

5. 功理与作用

（1）调节气息，通畅气血，疏通经络，养丹田之气。

（2）卸掉身体拙力，增强意识控制肢体的能力，练形养神。

（三）揉脊桩

1. 动作说明

动作一：两脚平行站立，两膝微屈；两手合抱于胸前，掌心向内，掌指相对，静养片刻；目视前方或微闭双眼（图13）。

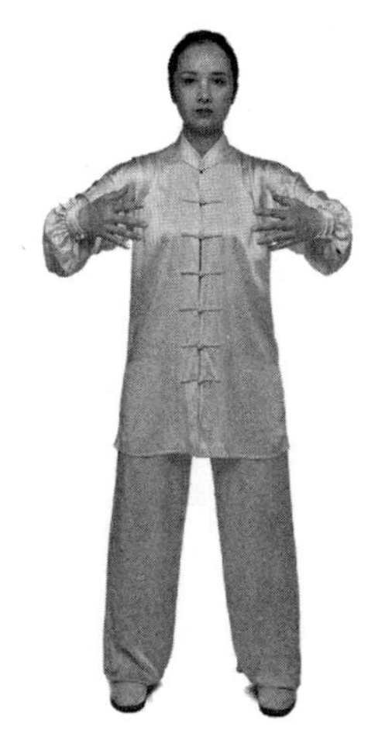

图13

动作二：从两脚开始，经踝、膝、髋后侧，透过骨盆骶髂关节，然后经脊柱督脉到头，再从头下行，经任脉到两脚，做身体前后方向的节节蠕动。7次为1组，每次练习可做2~3组（图14）。

动作三：以脊柱为轴，做身体左右方向（水平面）的转动。7次为1组，每次练习可做2~3组（图15~图17）。

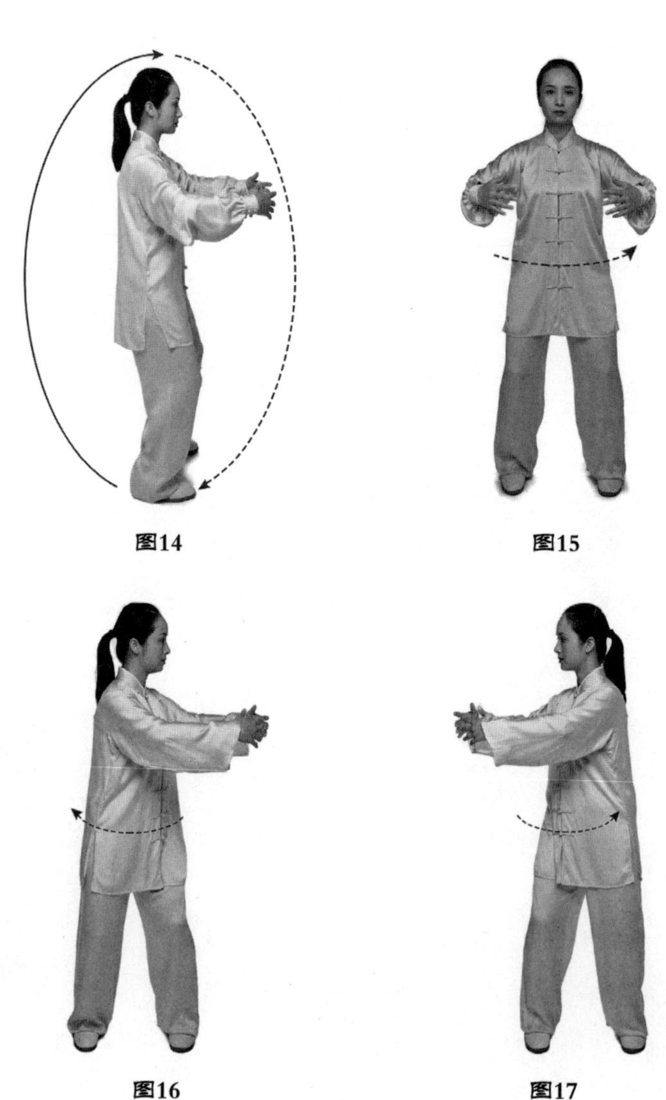

图14　图15

图16　图17

动作四：以脊柱为轴，从左脚开始，重心沿身体左侧上行至头顶；重心在中间，再从头顶下行，沿身体右侧松沉下落；还原成抱元桩，移动重心做上下方向的转动。7次为1组，每次练习可做2~3组（图18~图20）。

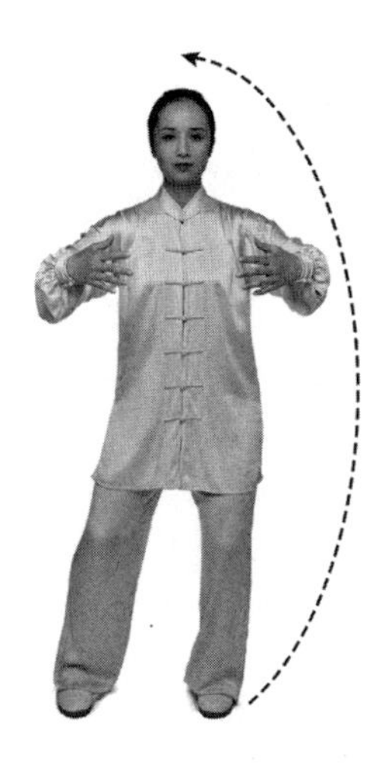

图18

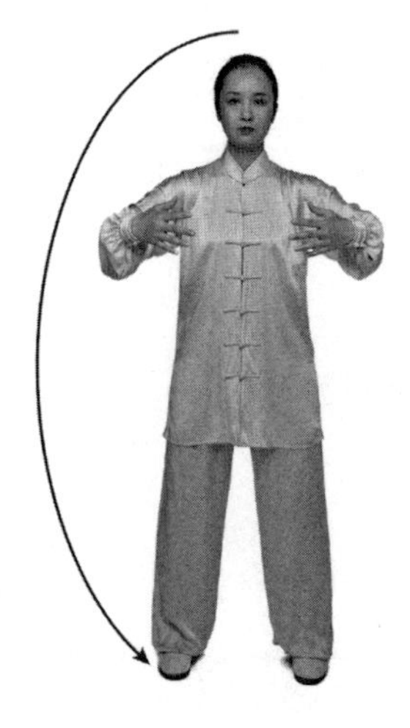

图19

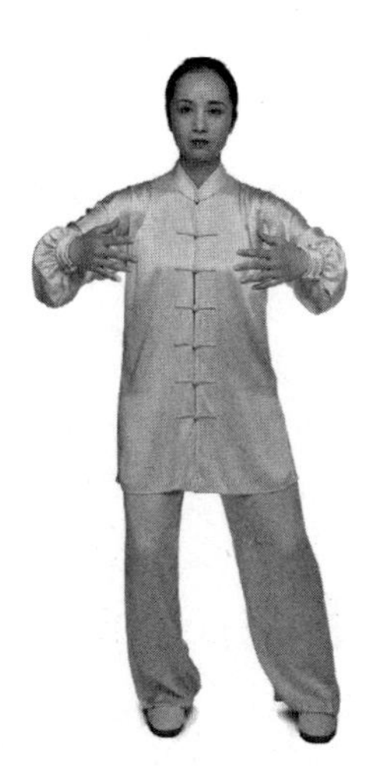

图20

2. 呼吸方法

（1）初练时宜采用自然呼吸。

（2）随着练功水平的提高，可以根据动作采用腹式呼吸。

3. 意念活动

（1）开始练功时意念顶天立地，形松意充，内静外敬，周身融融。

（2）随着练功的深入，意守丹田。

4. 技术要点

（1）两臂圆撑，身形竖直。

（2）精神内守，气沉丹田。

（3）围绕脊柱，做前后、水平、上下方向的旋动。

5. 功理与作用

（1）调节气息，通畅气血，疏通经络，激发丹田之气。

（2）动静互转，增强意识控制肢体的能力，练形养神。

第二节　功法操作

功法操作包括动作说明、呼吸方法、意念活动、技术要点、易犯错误与纠正方法、功理与作用6个方面，是学练健身气功·马王堆导引术必须重点掌握的基本技术和理论知识。

预备势

1. 动作说明

两脚并步站立，周身中正，头正颈直，下颌微收，含胸拔背，腹部自然放松；两臂自然下垂，手心向内，指尖向下；唇齿轻闭，舌抵上腭；目视前方（图21）。

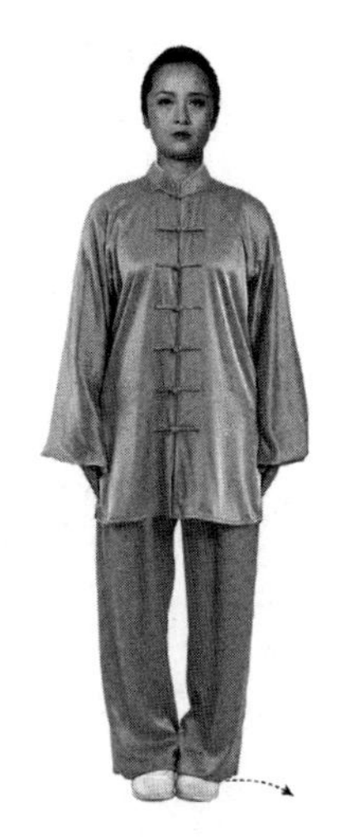

图21

2. 呼吸方法

（1）初练时宜采用自然呼吸。

（2）随着练功水平的提高，可以采用腹式呼吸。

3. 意念活动

顶天立地，形松意充，内静外敬，周身融融，意守丹田。

4. 技术要点

（1）身体中正，两膝自然伸直，不僵不懈，指尖轻轻下引。

（2）两脚脚趾轻轻抓地，头部百会穴轻轻上领。

（3）松静站立，呼吸自然，内心宁静。

5. 易犯错误与纠正方法

（1）两脚未并拢，头颈歪斜。纠正方法：两脚脚跟、脚尖并拢；下颌微收，颈部后项轻轻后贴，百会穴随之轻轻上顶。

（2）挺腹顶髋或含胸驼背。纠正方法：百会穴上领，含胸拔背，命门穴轻轻后贴。

6. 功理与作用

端正身型，调匀呼吸，宁神静气，启动气机，使习练者进入练功状态。

起　势

本式动作根据马王堆导引图复原图第3行第11图（从右至左数起，下同）进行编创，以行气为主，作为本功法起势动作（复原图1）。

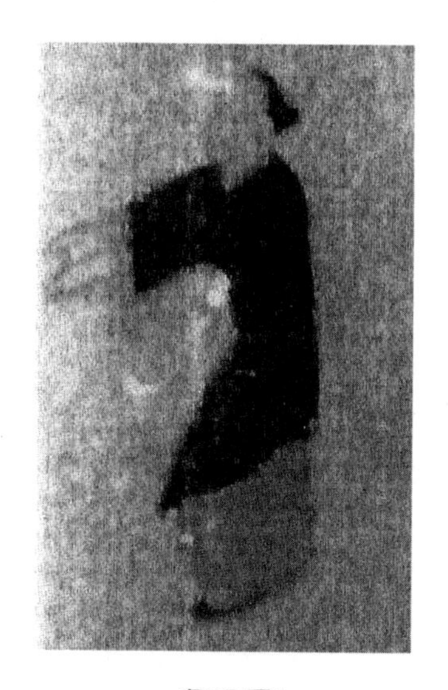

复原图1

1. 动作说明

动作一：接上式。身体重心移至右腿，左脚向左侧开步，两脚内侧约与肩同宽，脚尖向前，继而重心平移至两腿之间；目视前方（图22）。

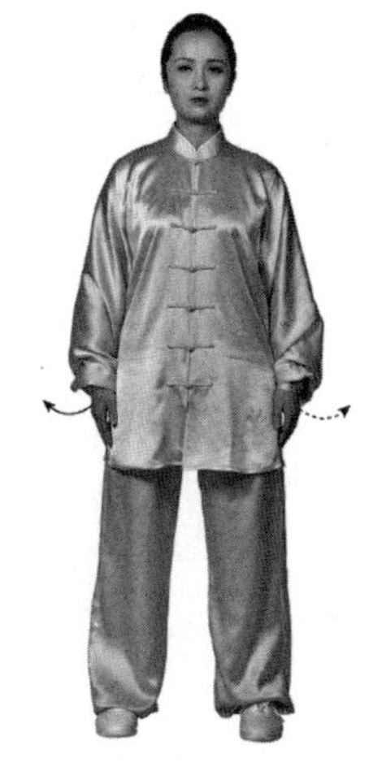

图22

动作二：微展肩，同时两臂外旋，掌心向前，指尖向下；目视前方（图23）。

动作三：微提踵，脚跟离地约1厘米；同时两掌自体侧缓缓向前捧起至与肚脐同高，掌心斜向上；目视前下方（图24、图24附图）。

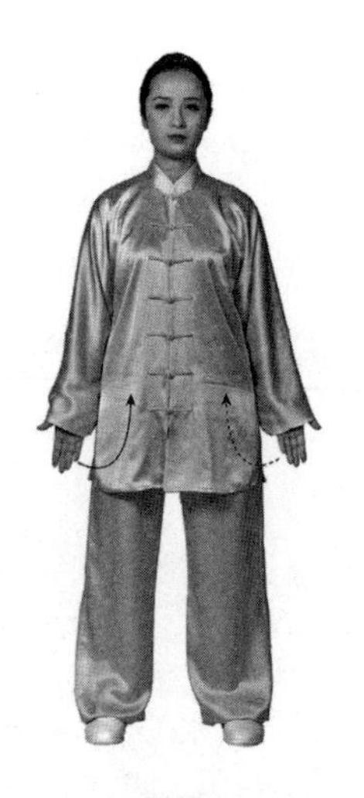

图23

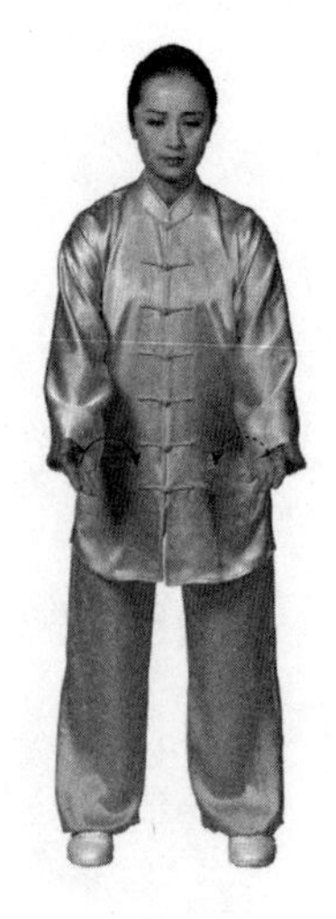

图24

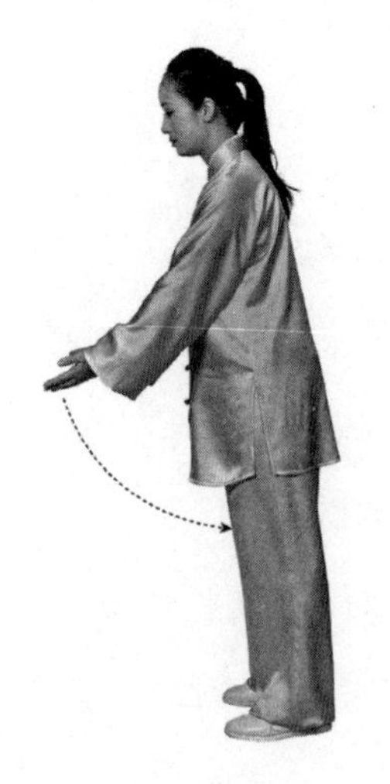

图24附图

动作四：两臂内旋，转掌心向下；随后落踵，脚趾微抓地；同时按掌回落至胯旁，掌心向下，掌指向前；目视前方（图25、图26）。

动作五：两掌以掌根为轴，转掌指向后，继而两掌下垂，变掌指向下，掌心向前（图27）。

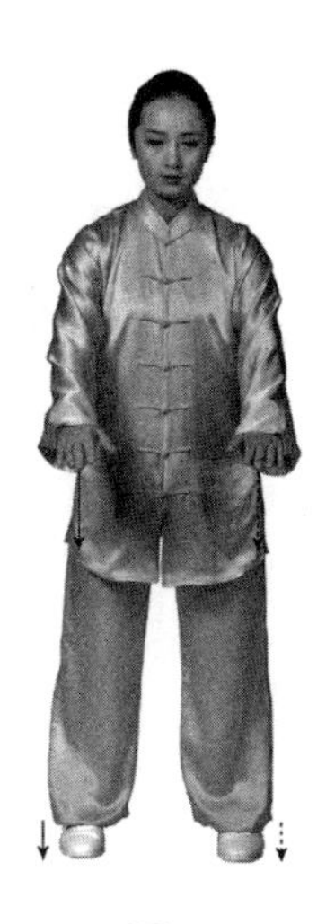

图25

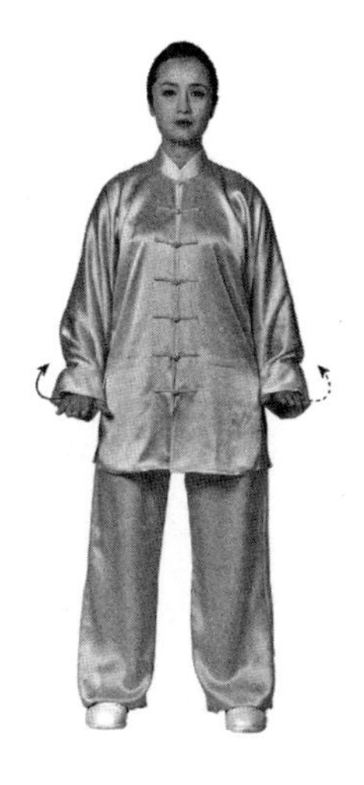

图26

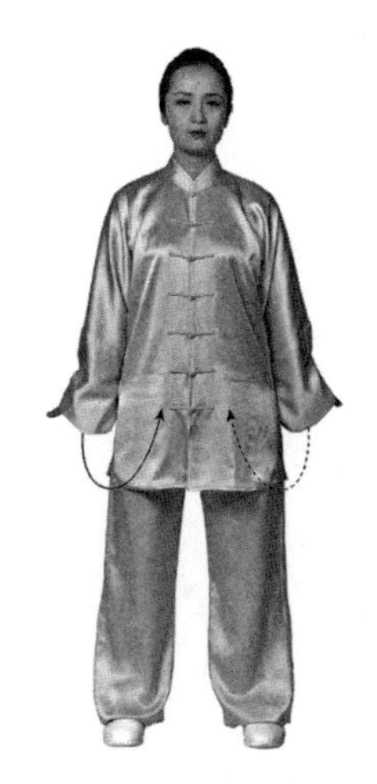

图27

重复动作三至动作五两遍，共做3遍。第3遍按掌后，两掌自然下落至身体两侧（图28）。

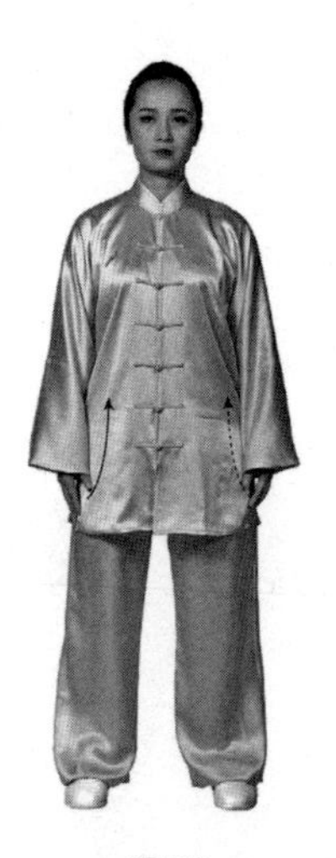

图28

2. 呼吸方法

（1）左脚提起侧开步时吸气，落脚时呼气。

（2）旋臂转掌时完成一次呼吸，转掌时吸气，转到位后呼气。

（3）提踵捧掌时吸气，落踵按掌时呼气。

（4）旋腕转掌掌指向后时，适当闭气。

3. 意念活动

（1）微展肩时，意在两侧气户穴。

（2）捧掌时，意在双手劳宫穴。

（3）按掌时，意守下丹田。

4. 技术要点

（1）微展肩，带动两臂外旋至掌心向前。

（2）捧掌时，通过提踵，将两掌捧起；按掌时，通过落踵带动两掌下按。

（3）捧掌时，两掌掌心约与肚脐同高。

（4）按掌时，保持百会穴上领。

5. 易犯错误与纠正方法

（1）上捧时身体过分前倾，捧掌高于肚脐，提踵过高。纠正方法：注意手和脚运动的先后顺序。脚先动，重心缓缓移至前脚掌，随之微提踵；两掌随提踵顺势捧起至肚脐同高。

（2）按掌时，低头、身体松懈。纠正方法：注意按掌同时百会穴上领；先落踵，随之两掌顺势下按。

6. 功理与作用

（1）通过微展肩，打开气户穴，启动气机。

（2）通过两掌上捧、下按，配合呼吸，引导清气上行，浊气下降，使周身气血畅通、心神宁静。

（3）通过捧掌、按掌和提踵、抓地的节律性运动，可改善习练者手足末端气血循环，起到温煦手足的作用。

第一式　挽弓

本式动作源自马王堆导引图复原图（右起）第1行第4图和第5图。第4图画中人成顶髋而立，双手拉弓状；第5图画中人为并足而立，双手胸前合抱状。根据《遵生八笺》中记载的“陈希夷二十四节气坐功图说”中第5图、《粉墨画导引图》第3图的类似记载，参考《八段锦》“左右开弓似射雕”的名字，将该式动作命名为“挽弓”（复原图2、复原图3）。

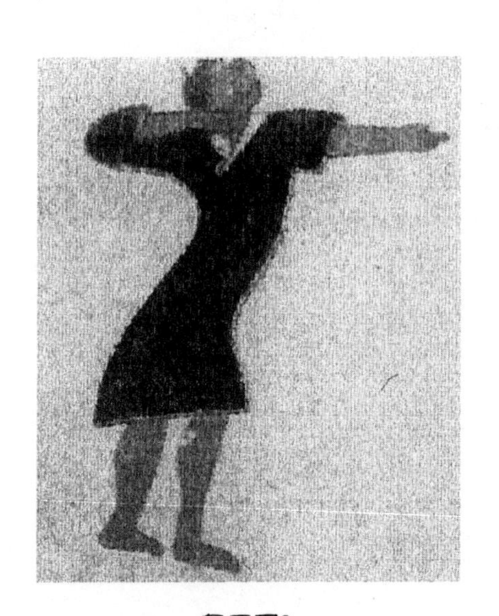

复原图2

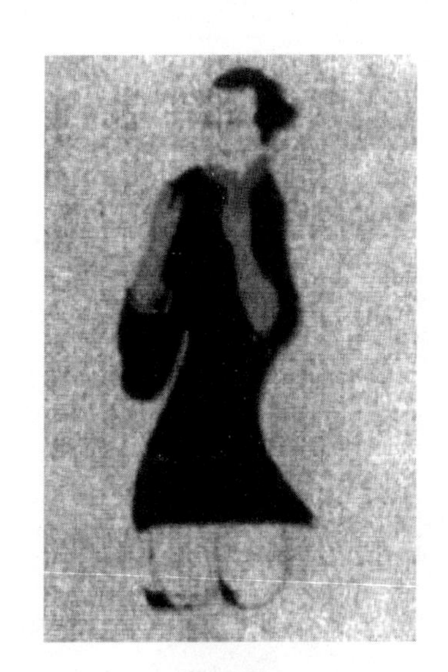

复原图3

1. 动作说明

动作一：接上式。两掌向上缓缓捧起，约与胸同高，掌心斜相对，指尖向前；目视前方（图29、图30）。

动作二：两臂屈肘，立掌收于胸前，掌心约与膻中穴同高，两掌间距约与头同宽，掌心相对，指尖向上；目视前下方（图31）。

动作三：扩胸展肩，带动两掌向身体两侧分开，约与肩同宽；目视前方（图32）。

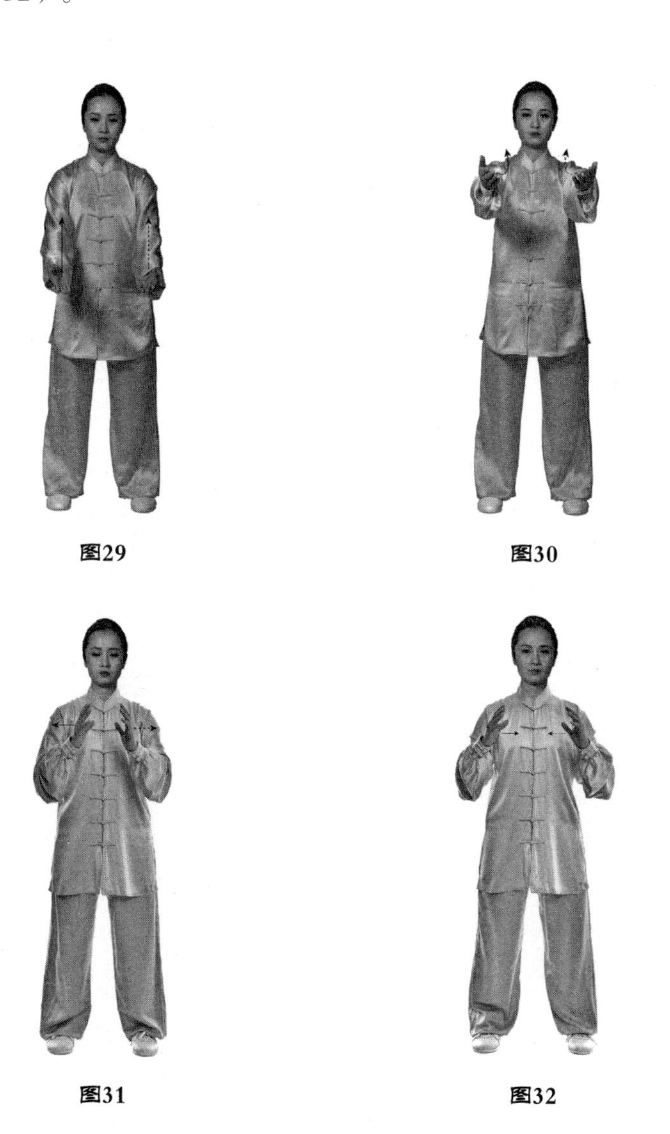

图29 图30

图31 图32

动作四：松肩含胸，带动两掌逐渐相合，两掌间距约与头同宽；目视前下方（图33）。

动作五：身体左转，左脚脚跟为轴，脚尖外展90°，右脚前脚掌为轴内旋约90°，脚跟踏实，随之右髋关节向右顶出，两膝伸直；同时左臂前伸，掌指约与眉心同高，掌心向上，右臂屈肘平拉至右肩前成挽弓式，与地面平行，掌心向下；目视前上方（图34、图35）。

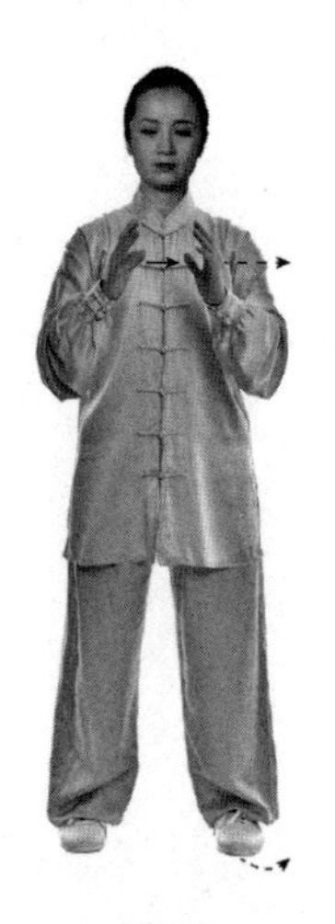

图33

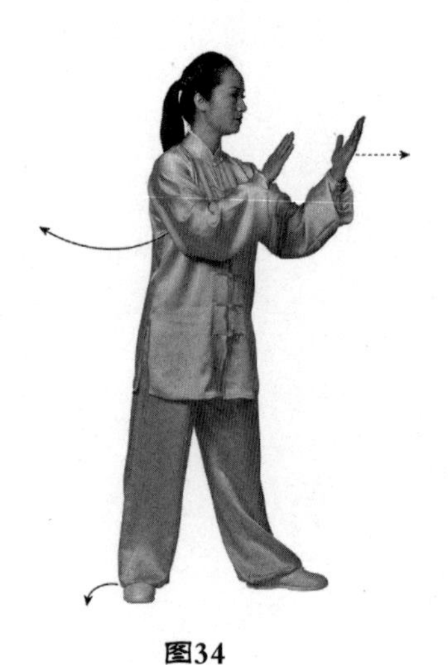

图34

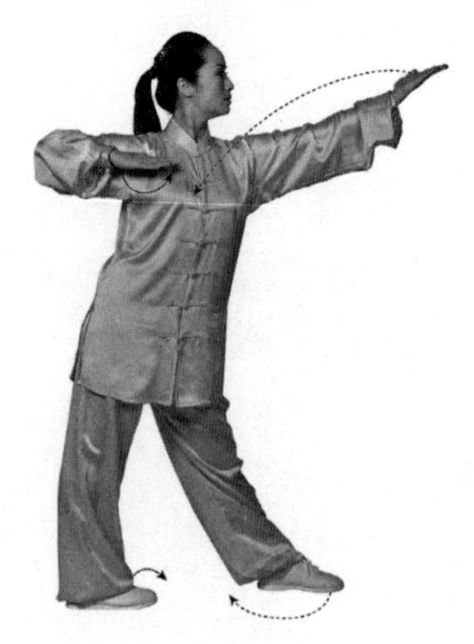

图35

动作六：左脚脚跟为轴，脚尖内扣，右脚前脚掌为轴外旋，同时身体右转至正面向前；两掌自然收回于胸前，掌心相对，间距约与头同宽；目视前下方（图36）。

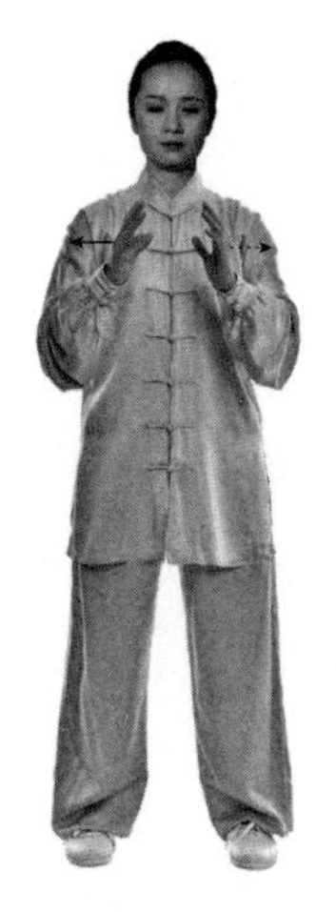

图36

右式动作与动作三至动作六相同，唯方向相反（图37～图41）。

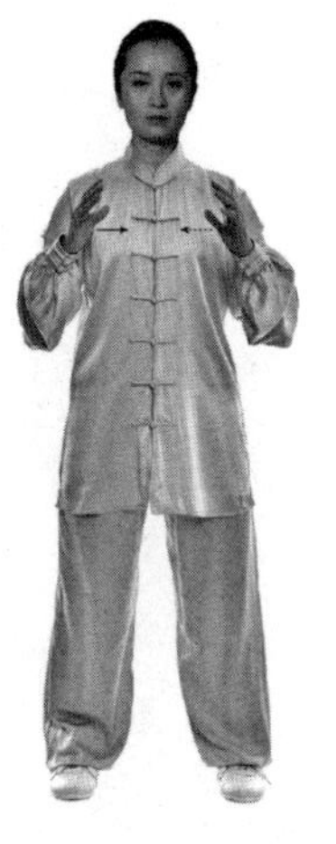

图37

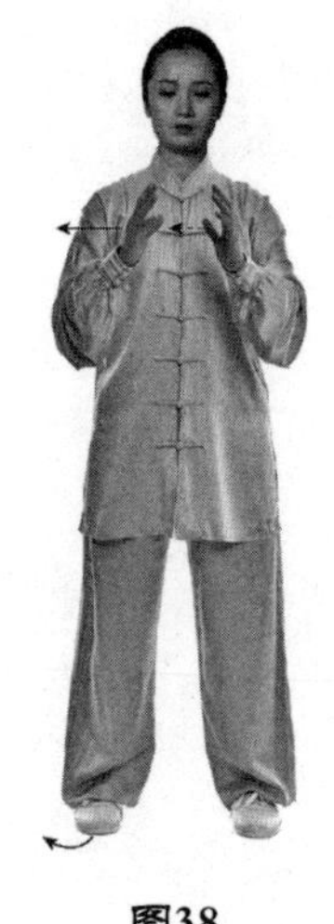

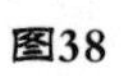

图38

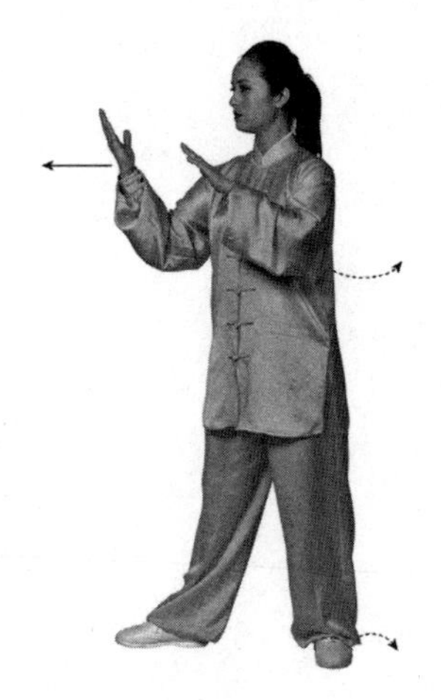

图39

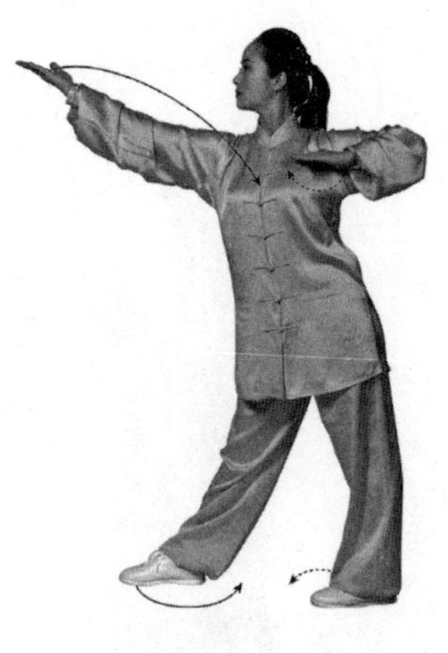

图40

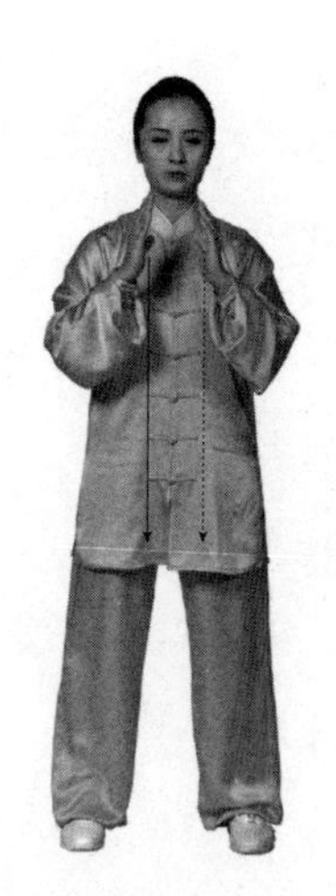

图41

本式一左一右为1遍，共做两遍。第2遍做完后，两掌体前自然下落，置于身体两侧，身体直立；目视前方（图42）。

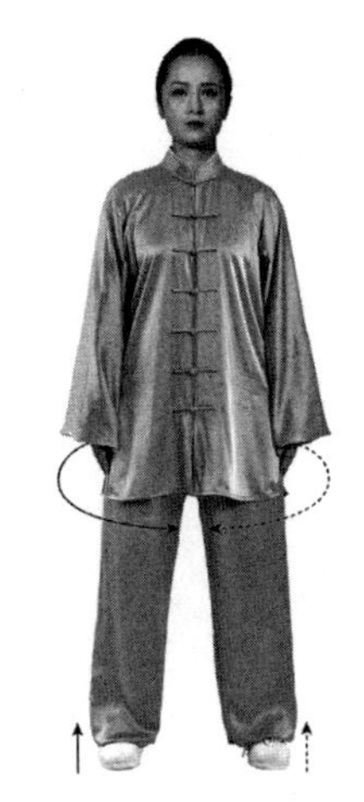
图42

2. 呼吸方法

（1）两掌上捧时吸气，屈肘立掌时呼气。

（2）扩胸分掌时吸气，含胸合掌时呼气。

（3）转体带掌时吸气，顶髋挽弓时呼气。

（4）回转带掌时吸气，转正立掌时呼气。

3. 意念活动

（1）两掌上捧、屈肘立掌时，意想两掌捧起清气灌入体内。

（2）扩胸分掌、含胸合掌时，意想两掌在胸前开合拉气。

（3）顶髋挽弓时，意想伸臂与顶髋前后抻拉。

（4）伸臂时，意念从肩内侧中府穴，经肘窝尺泽穴到拇指端少商穴。

4. 技术要点

（1）扩胸分掌、含胸合掌时，以胸廓带动两掌开合。

（2）顶髋挽弓时，百会穴上领，两脚踩实；躯干保持正直。

（3）顶髋挽弓时，前手前伸，对侧髋部向前手的相反方向顶出；同时后拉手的肩部、肘部，微向下与髋部做短时挤压。

（4）顶髋与挽弓、沉肩同时进行。

5. 易犯错误与纠正方法

（1）扩胸开掌、含胸合掌时两手主动开合。纠正方法：通过吸气、呼气带动胸廓开合，再通过胸廓开合带动两掌开合。

（2）顶髋挽弓时身体过分前倾、过分牵拉或挤压身体。纠正方法：顶髋时，身体随重心回移，且尽量保持中正，百会穴上领。

6. 功理作用

（1）扩胸展肩、抬头顶髋，能刺激内脏、拉伸颈肩部肌肉，利于颈肩部运动不适的预防与调治。

（2）动作配合呼吸吐纳，利于祛除胸闷、气喘等身体不适。

（3）顶髋挽弓，有助于调整髋关节不适，可有效锻炼腰部肌肉，起到塑形健美的作用。

（4）伸臂时，意念从肩内侧中府穴到少商穴，可刺激调理手太阴肺经。

第二式　引背

本式动作选自马王堆导引图（右起）第2行第2图和第3图。第2图画中人两脚前后而立，前腿直、后腿屈，两臂前伸呈拱背状；第3图画中人两脚平行开立，向下伸臂呈拱背状。根据马王堆导引图所绘图像，结合编创主旨，将该式动作命名为“引背”（复原图4、复原图5）。

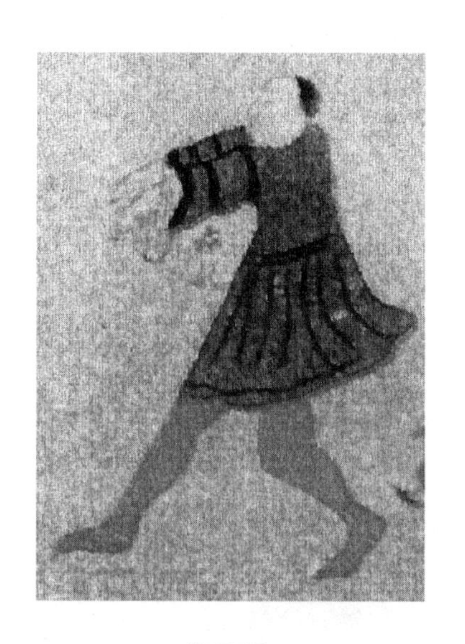

复原图4

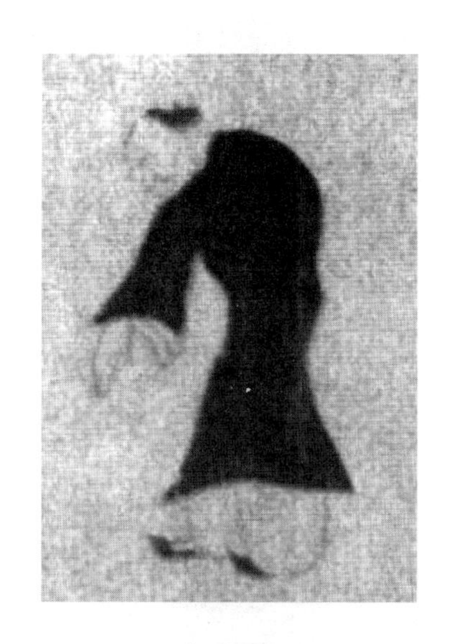

复原图5

1. 动作说明

动作一：接上式。提踵拱背，同时两臂内旋，两掌顺势向前下方引出，两手食指间距约与鼻翼同宽，手臂与身体约成30° 夹角；目视两手食指指端（图43、图43附图）。

动作二：落踵，重心右移，身体左转45°，左脚向左前方迈步成左虚步；同时两臂外旋提起，随之屈肘收于肋部，手背贴肋；目视左前方（图44、图45）。

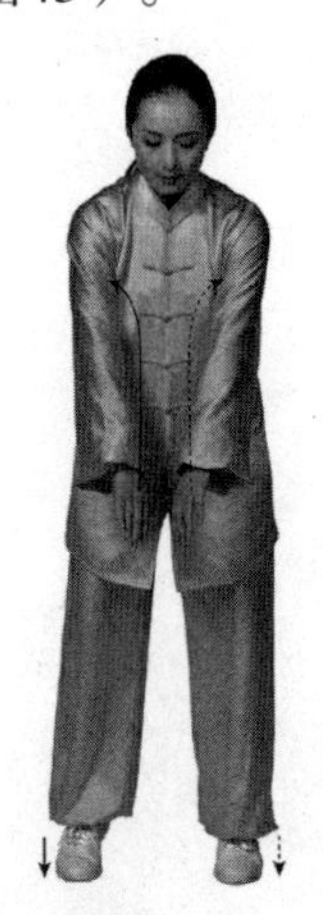
图43

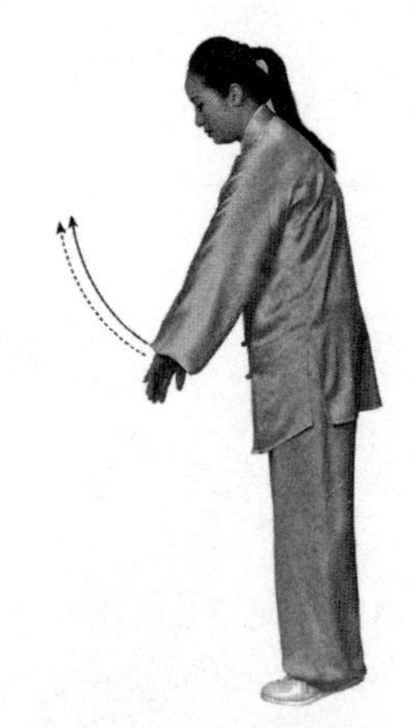
图43附图

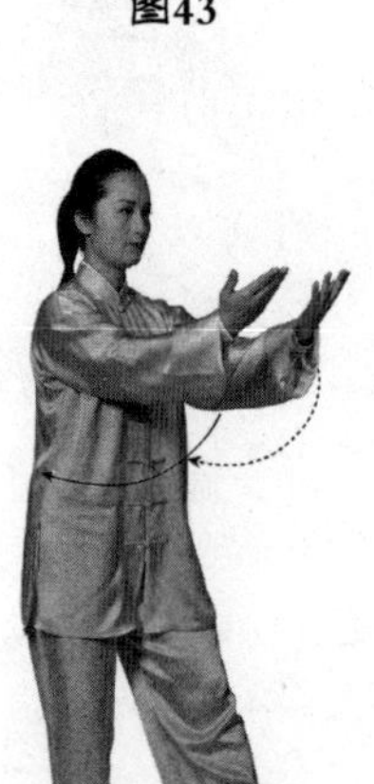
图44

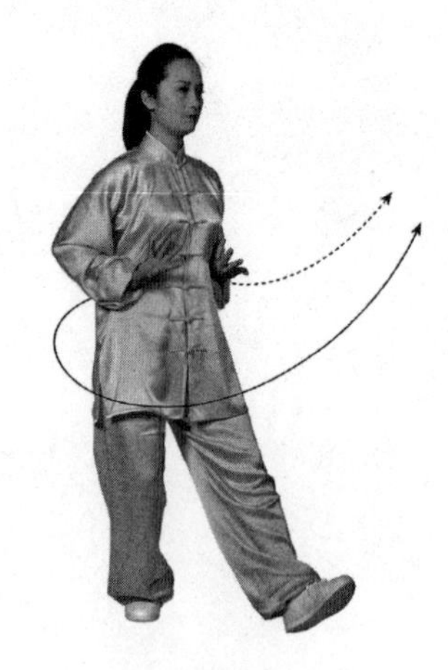
图45

动作三：重心前移，左脚踩实，左腿伸直，右脚脚跟抬起；同时两掌内旋摩肋后经体侧弧线上摆至与肩同高，手背相对；目视前方（图46）。

动作四：重心后移，身体后坐成左虚步；同时，伸臂拱背，两手心向外，折腕勾手，两手腕间距约与鼻翼同宽；目视手腕相对处（图47、图47附图）。

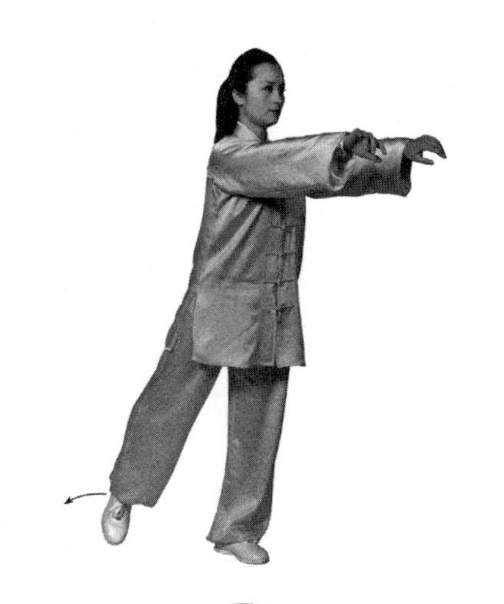

图46

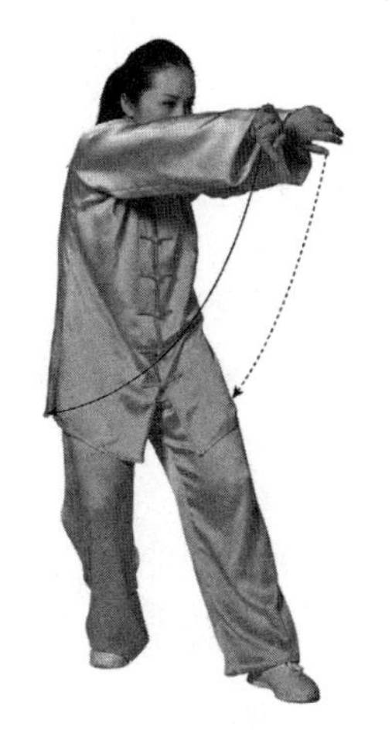

图47

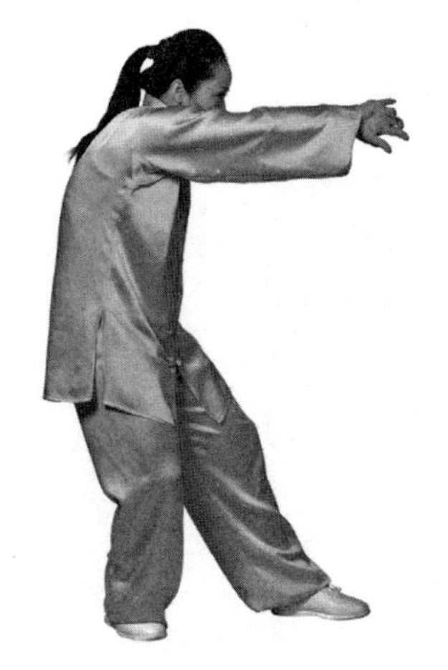

图47附图

动作五：重心前移至左脚，顺势提右脚跟；同时两手下落按掌于体侧；头上顶，目视远方（图48）。

动作六：左脚收回，与肩同宽，身体转正；两臂自然垂落于身体两侧；目视前方（图49）。

右式动作与动作一至动作六相同，唯方向相反（图50～图55）。

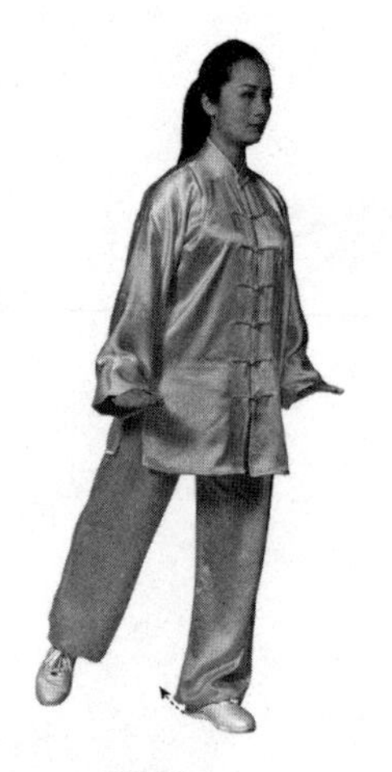
图48

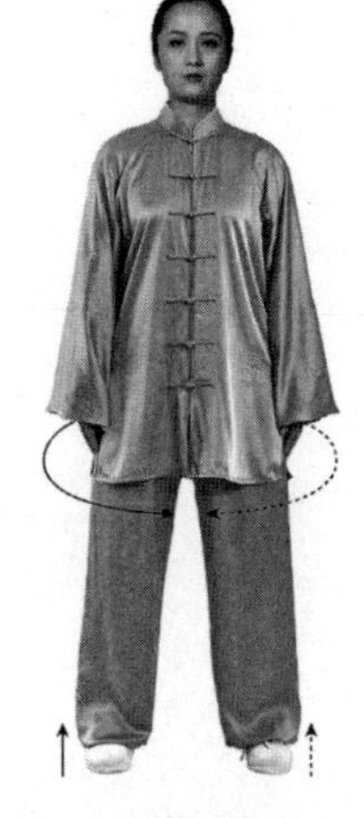
图49

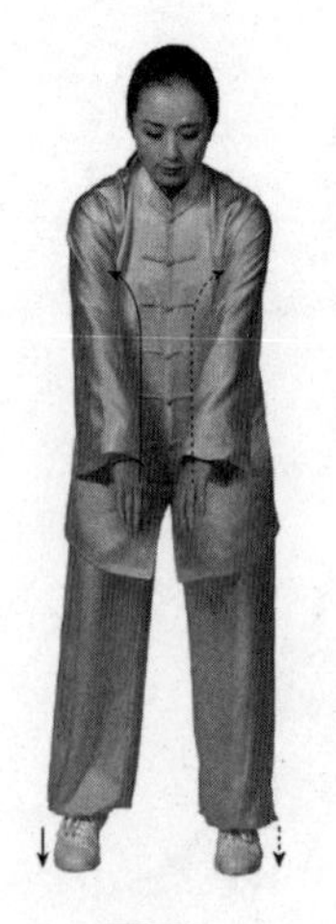
图50

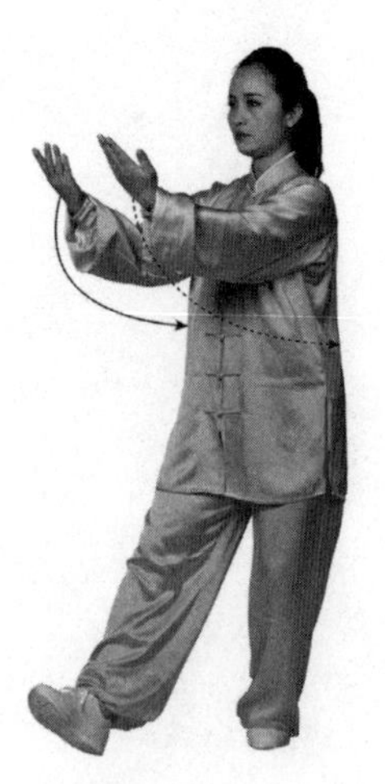
图51

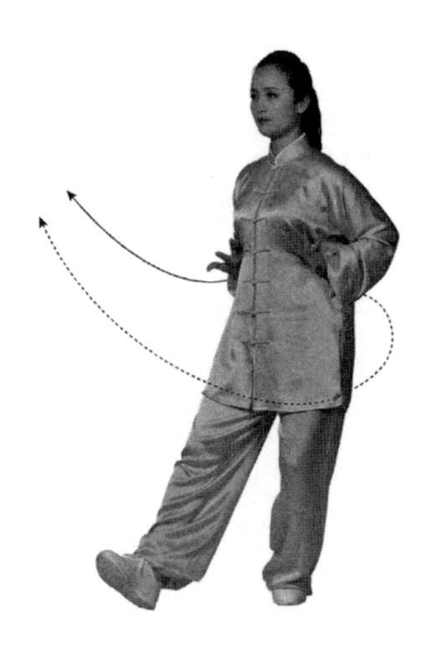

图52

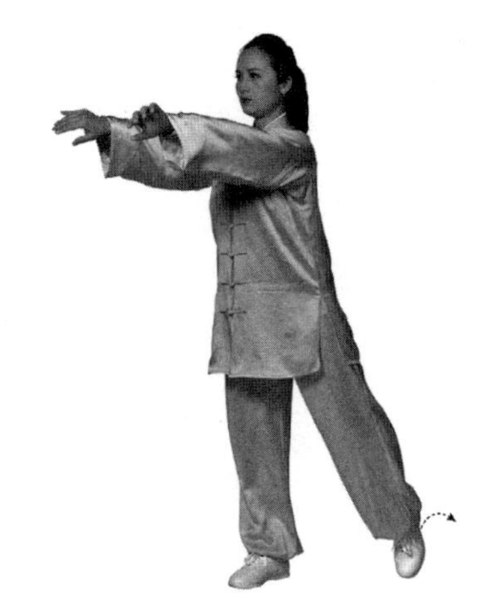

图53

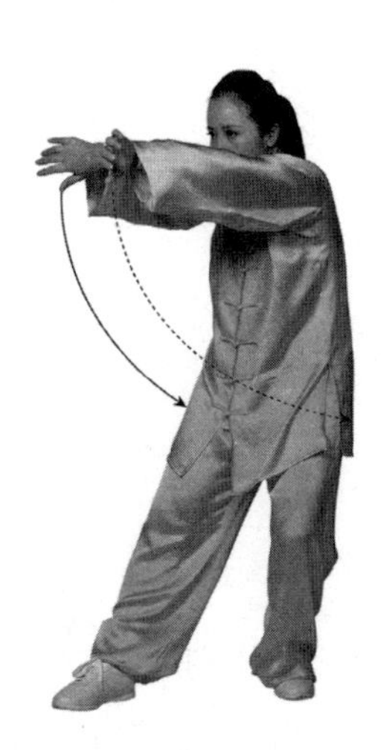

图54

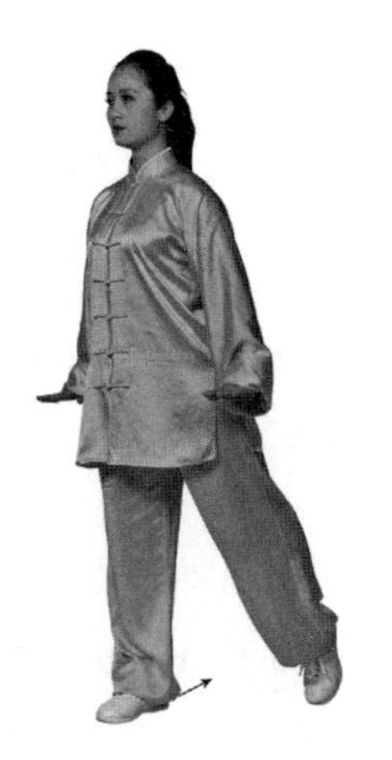

图55

本式一左一右为1遍，共做两遍。第2遍最后一动时，右脚收回，并步站立；目视前方（图56）。

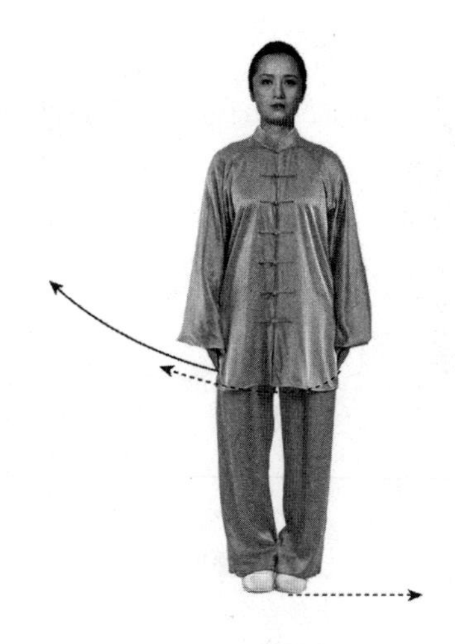

图56

2. 呼吸方法

（1）拱背提踵时吸气，上步收手时呼气。

（2）前移摆臂时吸气，后坐拱背时呼气。

（3）前移按掌时吸气，收脚开立时呼气。

3. 意念活动

（1）提踵拱背时，意想两手食指端与鼻翼相照应。

（2）拱背时，意念从食指端的商阳穴经肘外侧曲池穴到鼻翼两侧迎香穴。

4. 技术要点

（1）后坐拱背时，背部、腰部后引，臀部敛收，成“弓”形。

（2）后坐拱背时目视两手腕相接处；前移按掌时目视远方。注意眼睛近观远望的变化。

（3）摩肋以手腕为轴，从小指开始依次旋腕摩肋。

5. 易犯错误与纠正方法

（1）后坐拱背时，躯干未成“弓”形。纠正方法：重心后坐时，躯干整体回收，胸贴背、腹贴腰。

（2）摩肋时，掌指未依次摩肋。纠正方法：摩肋前，腕关节轻贴肋部。摩肋时，腕关节在胁肋部位置相对固定，从小指开始依次旋腕摩肋。

6. 功理作用

（1）后坐拱背时，使肩、背部肌肉得到充分牵拉，利于改善肩、背部运动不适。

（2）牵拉两胁，刺激肝胆，配合近观远望，利于眼睛不适的预防和调治。

（3）拱背时，意念从食指端到迎香穴，可刺激调理手阳明大肠经。

第三式 凫浴

本式动作选自马王堆导引图复原图（右起）第1行第7图和第8图。第7图画中人并足而立，摆手倾身，如湖中拂水状；第8图画中人并足屈膝，引挽肢体。参考《淮南子·精神训》所述："真人之所游，若吹响呼吸，吐故纳新，凫浴猿躩，熊经鸟伸，鸱视虎顾，是养形之人也，不以滑心。"提取"凫浴"二字，命名该式动作（复原图6、复原图7）。

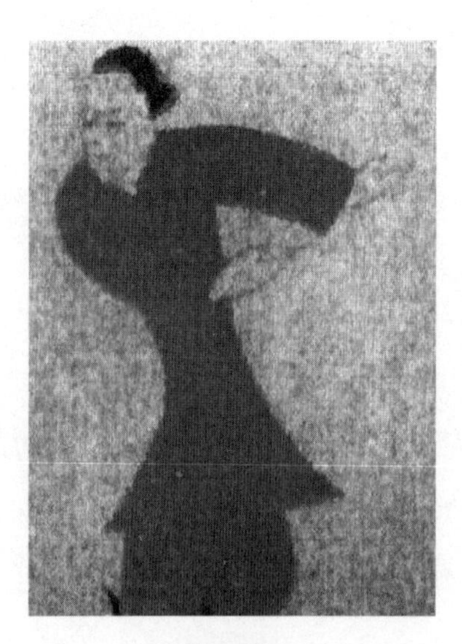

复原图6

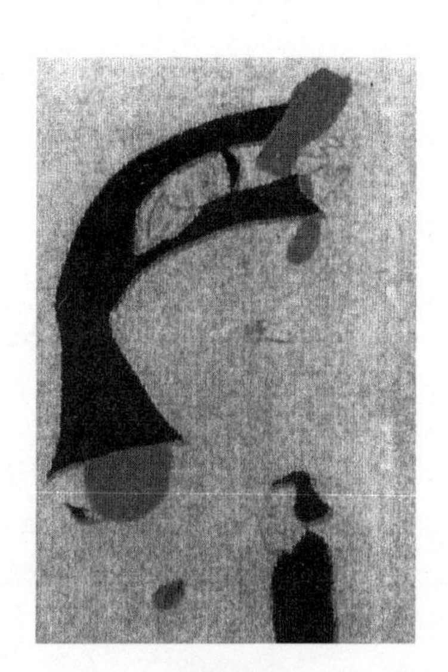

复原图7

1. 动作说明

动作一：接上式。两膝微屈，左脚向左侧开步；同时两手自然摆至身体右侧；重心移至左脚，随之右脚并拢，屈膝半蹲，髋关节向右侧顶出；同时两手由右向左摆至身体左后方，与身体约成45°夹角；目视右前方（图57~图59）。

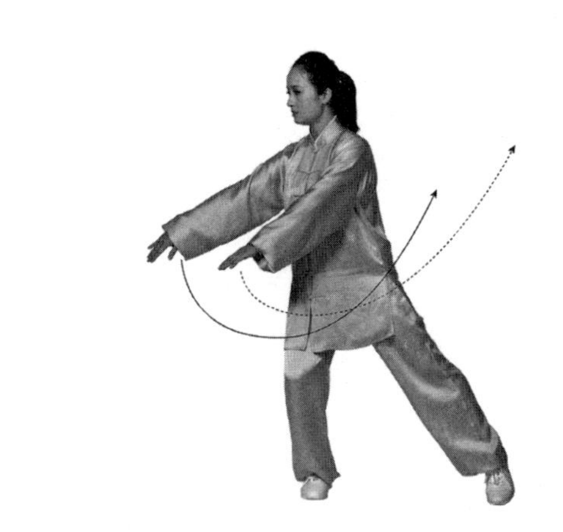

图57

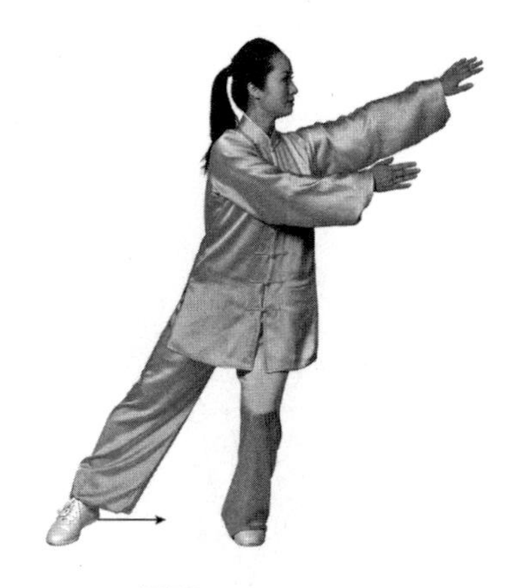

图58

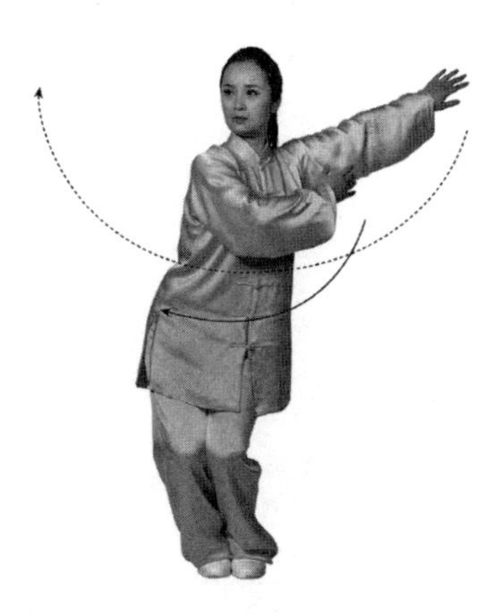

图59

动作二：以腰带动手臂由左向右摆动，至身体右侧；掌心相对；目视斜下方（图60）。

动作三：直膝，身体直立；两手随直立向上举于头顶上方，掌指相对，掌心斜向下；目视前上方（图61）。

动作四：两掌经体前自然下落，于身体两侧；目视前方（图62）。

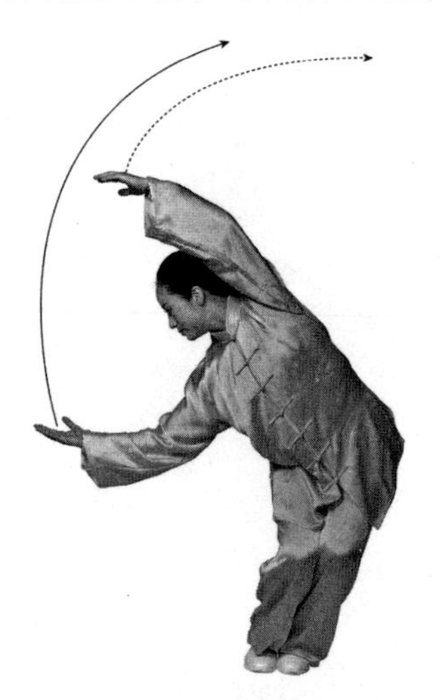

图60

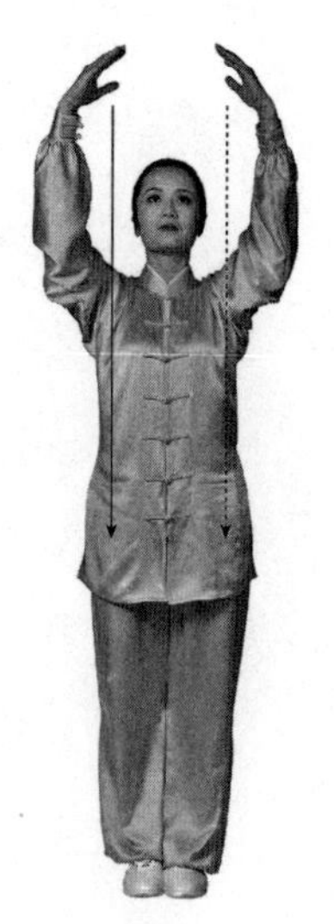

图61

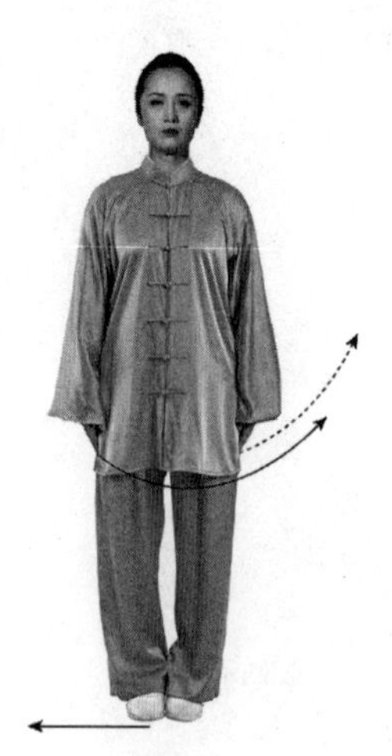

图62

右式动作与动作一至动作四相同，唯方向相反（图63 ~ 图68）。

本式一左一右为1遍，共做两遍。

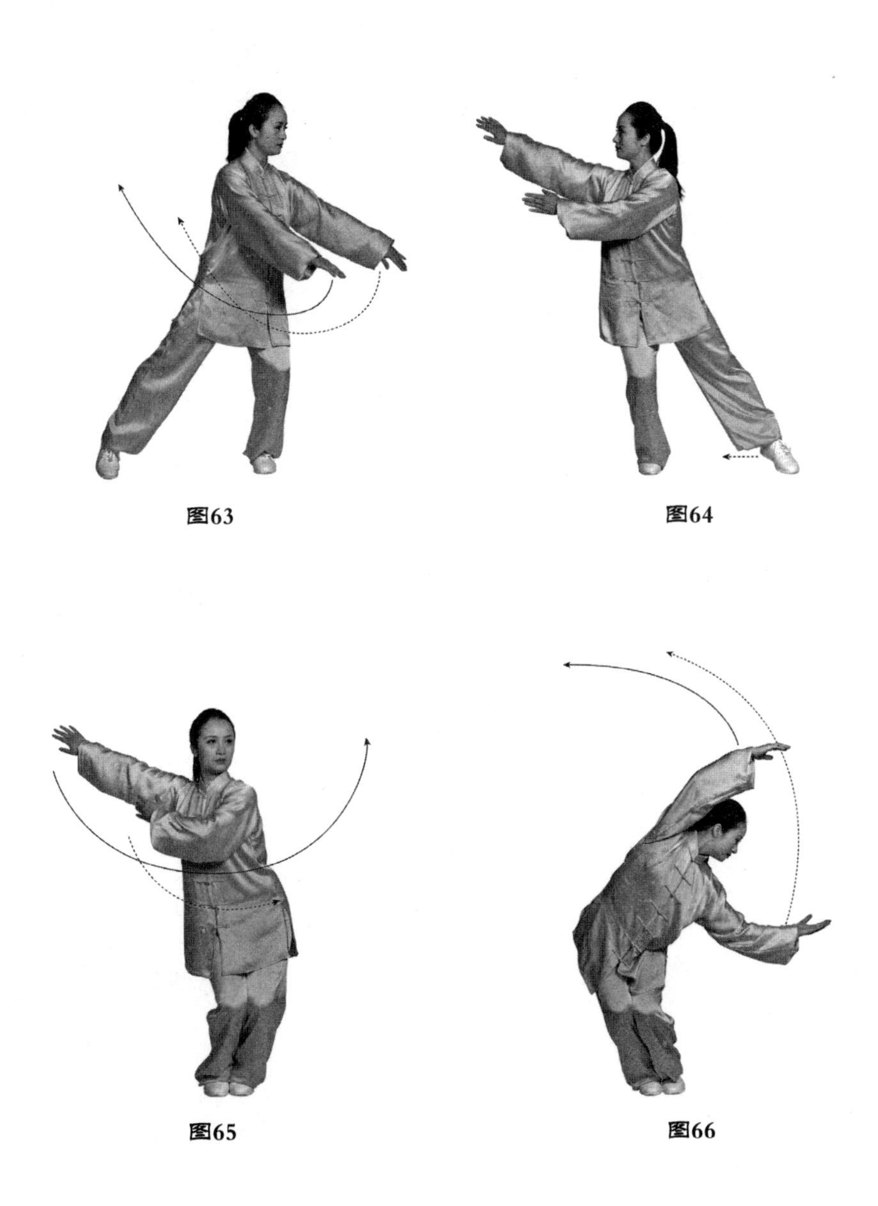

图63

图64

图65

图66

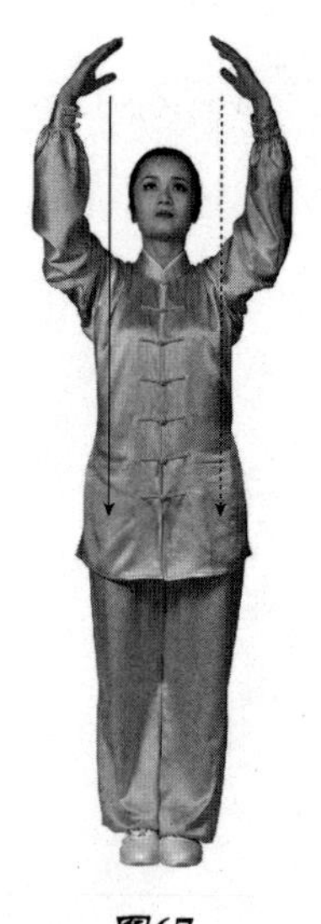
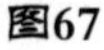
图67

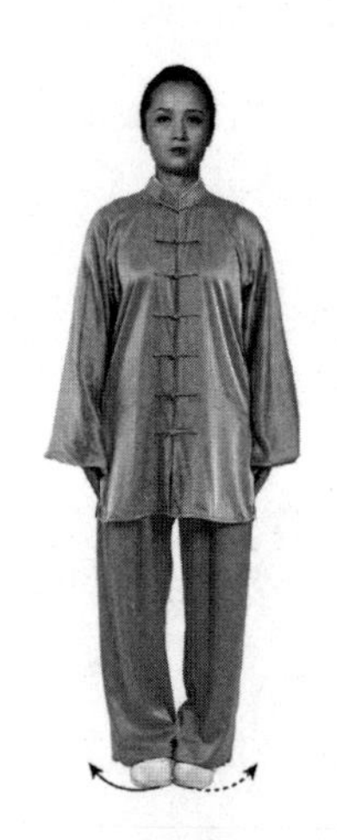
图68

2. 呼吸方法

（1）开步摆臂时吸气，并步顶髋时呼气。

（2）转体摆臂时做一次呼吸。

（3）直身举臂时吸气，直身落掌时呼气。

3. 意念活动

（1）开步摆臂时，意想两掌在湖面划水。

（2）并步顶髋时，意想两手与髋部对拉拔长。

（3）两掌下落时，意念从面部承泣穴经腹侧天枢穴、胫骨外侧足三里穴到脚趾端厉兑穴。

4. 技术要点

（1）并步顶髋时，身体尽量保持中正；髋部向左（右）顶出，与两手反向牵引。

（2）并步顶髋时，两手摆至身体斜后方约45°，同时目视斜前方。

（3）转体摆臂至身体侧方时，腰部、胸部尽量向正前，上方肩部打开。

（4）直身举臂时，重心按照脚、小腿、大腿、髋部、腰部、肋部、上臂、前臂、手掌的顺序依次直身、举臂。

5. 易犯错误与纠正方法

（1）并步顶髋时，身体后仰或前倾。纠正方法：调正身形，上身尽量保持中正，屈膝顶髋；头部水平旋转，目视斜前方。

（2）摆臂、顶髋幅度过大。纠正方法：摆臂、顶髋的动作是在腰、腿的带动下完成的，运动幅度可由小逐渐加大。注意因人而异，量力而行。

（3）直身举臂时，未按顺序依次起身。纠正方法：直身时，两手向同侧延伸，依靠身体外侧直起的力量，带动手臂举起。

6. 功理作用

（1）以腰为主宰，左右摆臂和转体，有利于减少腰部脂肪的堆积，起到塑身强腰作用。

（2）并步顶髋、转体摆臂，有利于肩、腰部运动不适的预防和调治。

（3）两掌下落时，意念从承泣穴到天枢穴，引导经气下行，可以起到调理足阳明胃经的作用。

第四式　龙登

本式动作选自马王堆导引图复原图（右起）第3行第5图。所绘图像显示，画中人并足而立，双手直臂上穿，犹如蛟龙登天，直入云霄。图旁题字：龙登。本式动作沿用原题名“龙登”（复原图8）。

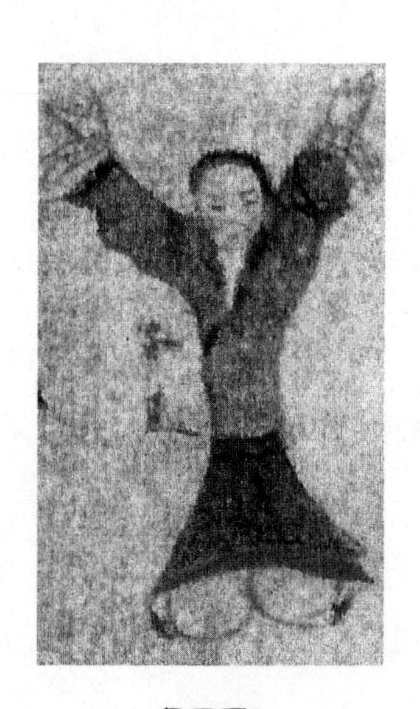

复原图8

1. 动作说明

动作一：接上式。两脚以脚跟为轴，脚尖外展90°～120°，成八字步；随之双掌缓缓提至腰侧，掌指斜向下，掌心斜向上；目视前方（图69、图70）。

动作二：身体屈蹲；同时两手向前下方插掌，全蹲时两手转掌心向上，在胸前呈莲花状；目视双手（图71、图72）。

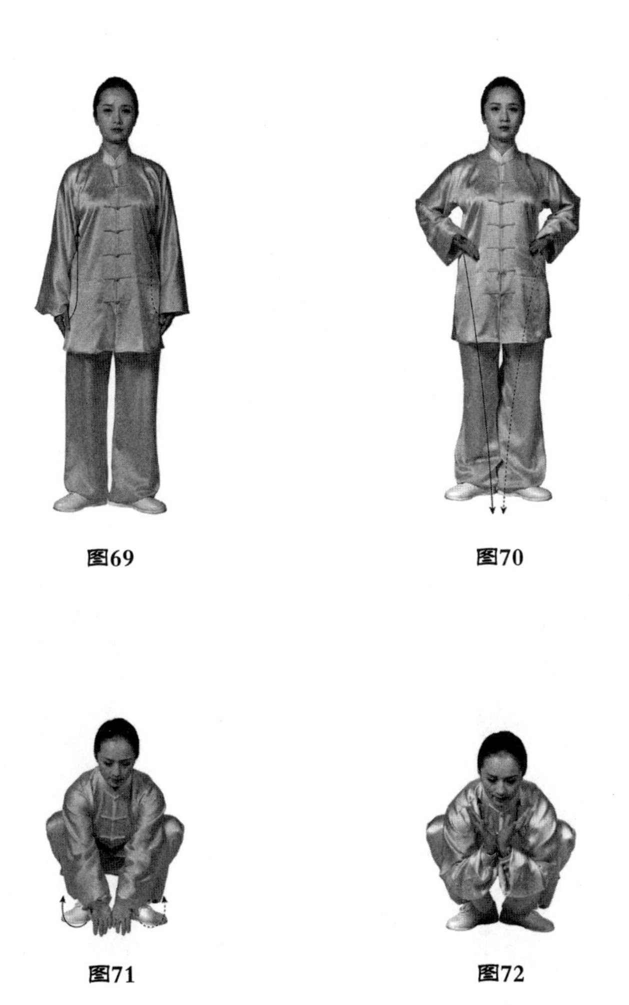

图69　图70

图71　图72

动作三：起身直立；两掌缓缓上穿，伸展于头顶两侧；目视前上方（图73、图74）。

动作四：两脚跟缓缓提起；同时两掌以腕为轴向外、向下压掌，指尖向外，掌心向上；目视前下方（图75）。

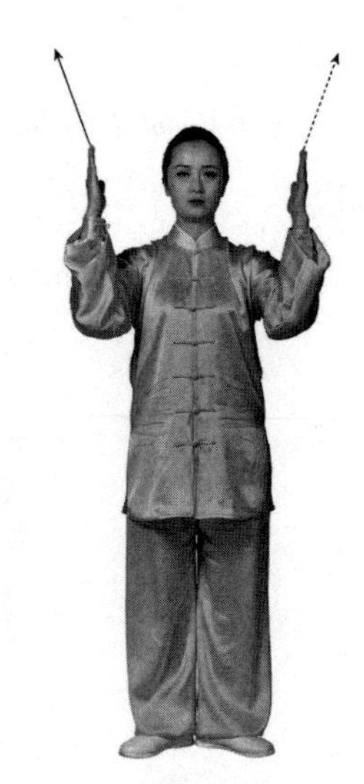

图73

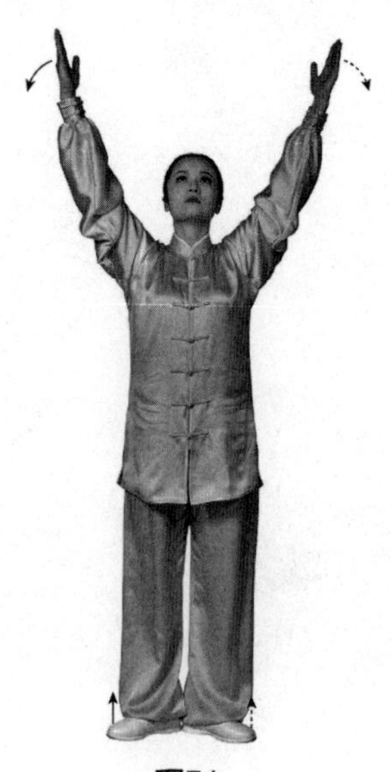

图74

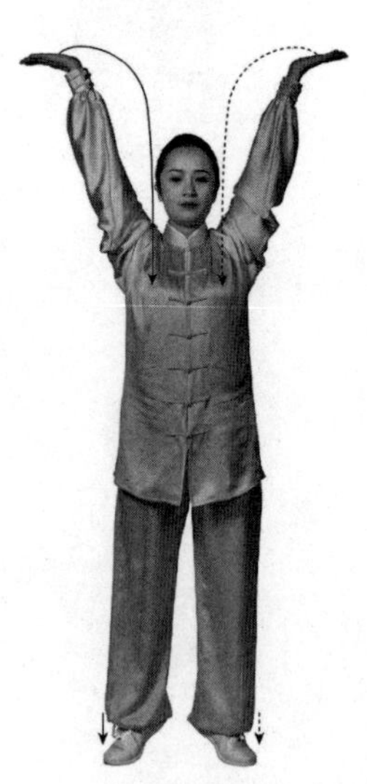

图75

动作五：两脚跟下落；同时两掌内合下按，掌心向下，指尖相对，落至胸前时翻掌，转掌心向上；随后两肩水平外展，两手分展至身体两侧，中指指尖点按大包穴；目视前方（图76~图78）。

重复动作二至动作五两遍。

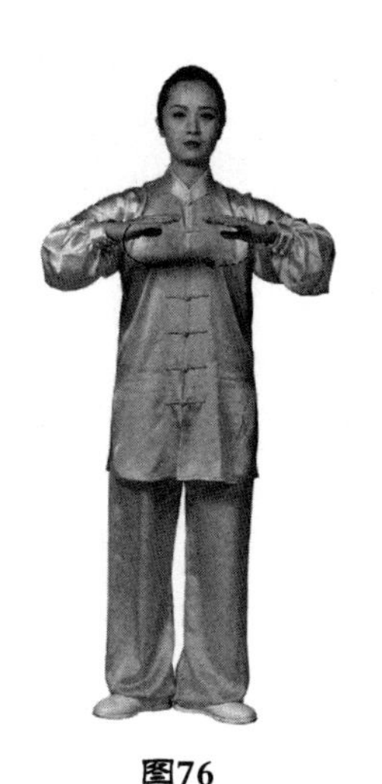

图76

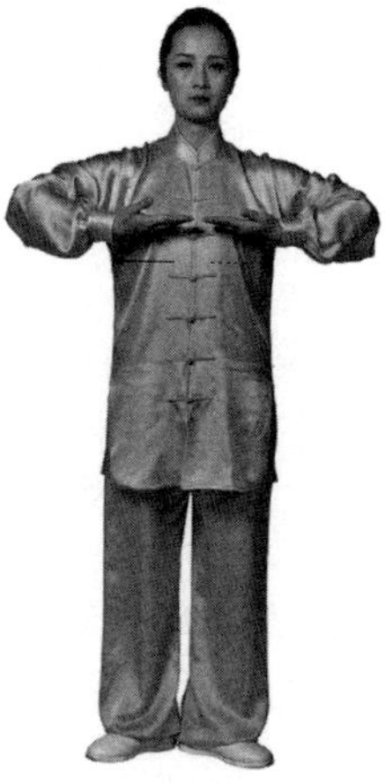

图77

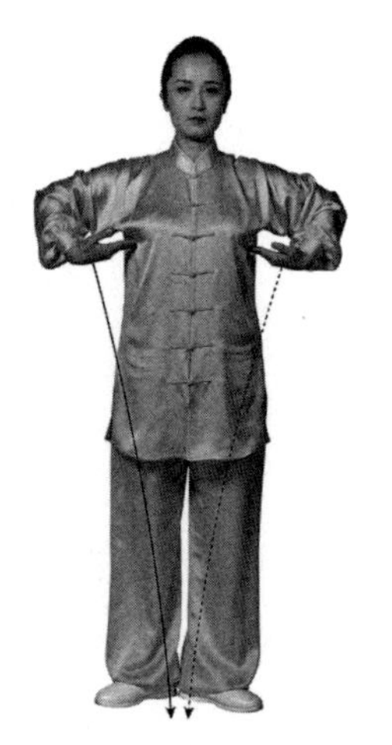

图78

本式一下一上为1遍，共做两遍。第2遍结束时，两掌经体侧自然垂落；目视前方（图79）。

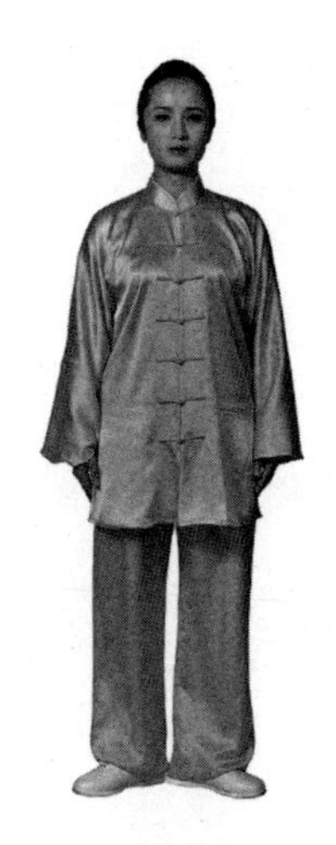

图79

2. 呼吸方法

（1）双掌上提时吸气，屈蹲插掌时呼气。

（2）直身上穿时吸气，提踵压掌时呼气。

（3）分手点按时吸气，落踵按掌时呼气。

3. 意念活动

（1）八字开立时，意守大脚趾端隐白穴。

（2）两手上举时，意念从大脚趾隐白穴上行，经膝关节内侧阴陵泉穴至腋下大包穴。

4. 技术要点

（1）屈蹲插掌时，以腰为中心，随着重心下降逐渐蜷曲身体。

（2）直身上穿时，以腰为中心逐渐伸展身体，脚向下、手向上引伸。

（3）提踵压掌须同时完成，并配合目视前下方。

5. 易犯错误与纠正方法

（1）屈蹲插掌时，脚跟抬起，后背挺直。纠正方法：下蹲时，根据自身年龄及柔韧状况，可选择全蹲或半蹲，脚跟着地；身体以腰为中心，尽量蜷曲。

（2）直身穿掌时，身体前俯或头部后仰。纠正方法：直身时，身体朝正上方直起。

（3）提踵压掌时低头或平视。纠正方法：百会上领，竖直颈椎，目视前下方。

6. 功理作用

（1）卷曲、舒展全身，刺激脊柱，有助于调整椎体间小关节紊乱；促进周身气血循环；增加下肢力量。

（2）直身上穿、提踵压掌可牵拉腹腔通畅“三焦”，有利于祛除胸闷、气郁、气喘等身体不适。

（3）提踵而立可发展小腿后肌群力量，拉长足底肌肉、韧带，提高人体平衡能力。

（4）两手上举时，意念从隐白穴到大包穴，可以起到调理足太阴脾经的作用。

第五式　鸟伸

本式动作选自马王堆导引图复原图（右起）第3行第10图。所绘图像显示，画中人俯身按掌，塌腰直背，伸头远视。图旁题字：信（伸）。马王堆帛书整理小组认为该字前少一个鸟，因《庄子·刻意》有“熊经鸟伸”的记载，是最古老而又最常用的导引法“鸟伸”。故，这里依据所绘图像，并结合编创主旨将该式动作命名为“鸟伸”（复原图9）。

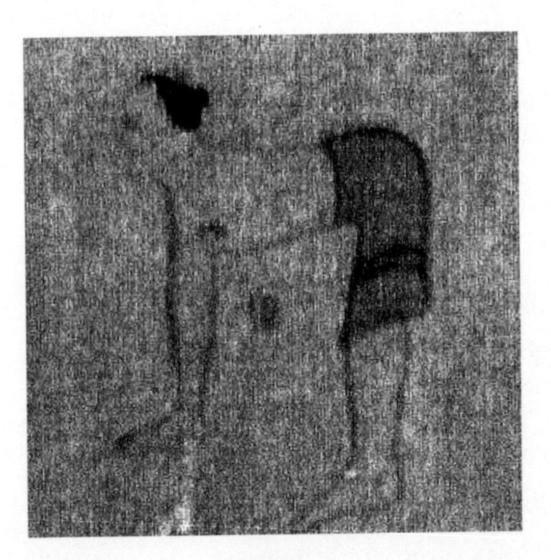

复原图9

1. 动作说明

动作一：接上式。两脚以脚尖为轴，微提踵，随之外展脚跟下落成开步站立，两脚间距约与肩同宽；目视前方（图80、图81）。

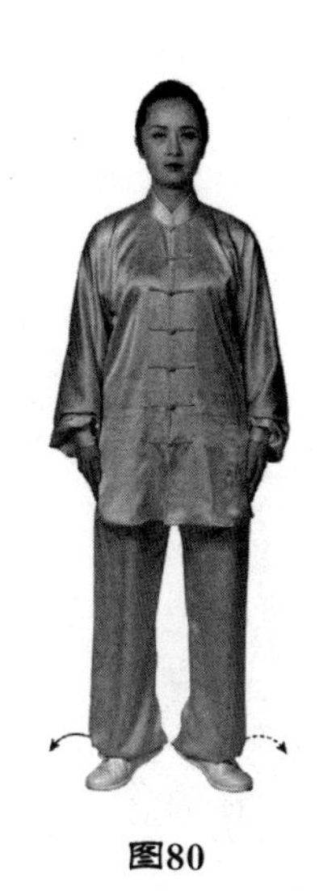
图80

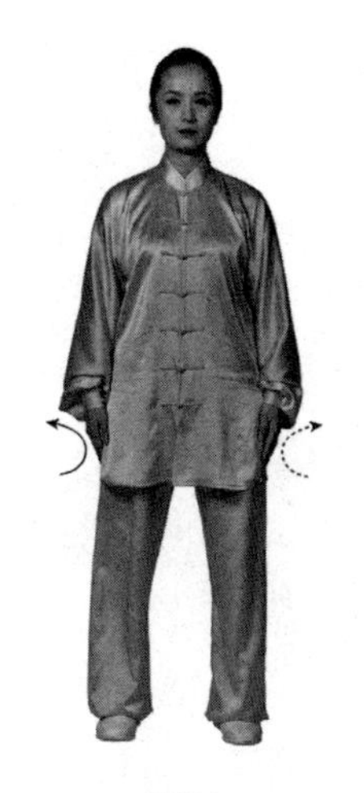
图81

动作二：以腰带动两臂内旋外摆，掌心向后（图82）；随之两膝微屈，两臂顺势外旋划弧摆于体前，两侧手心向上；目视前下方（图83）。不停，向前挺膝、挺髋、挺腰，节节蠕动躯干；同时两臂顺势向后、向外摆于身体两侧；目视前方（图84、图85）。身体不停前俯，躯干与地面平行；同时两掌随前俯按于体前；抬头；目视前方（图86、图86附图）。

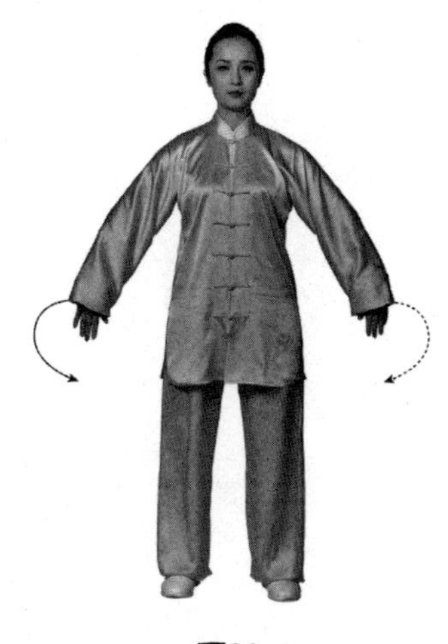
图82

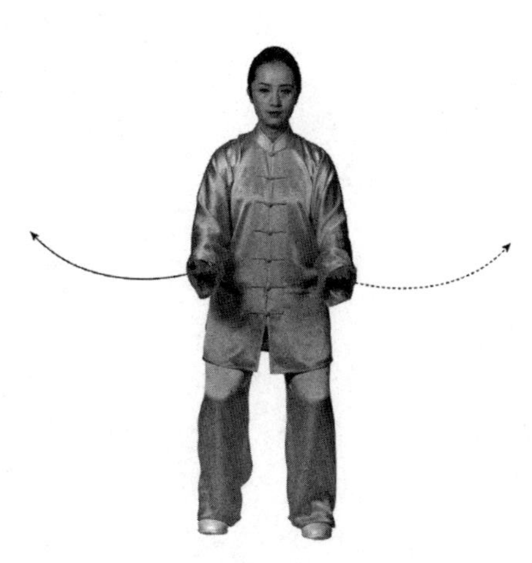
图83

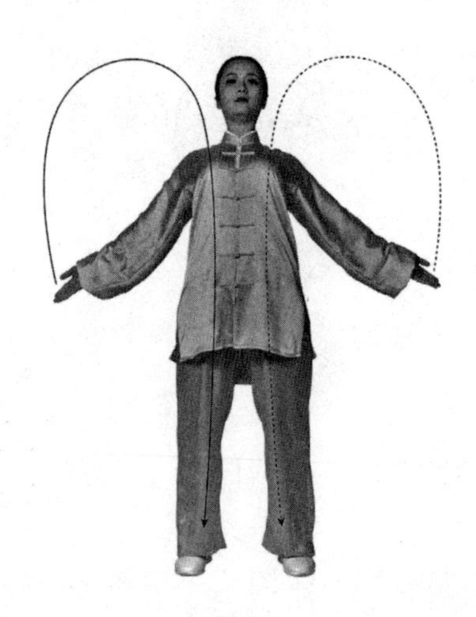
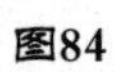

图84

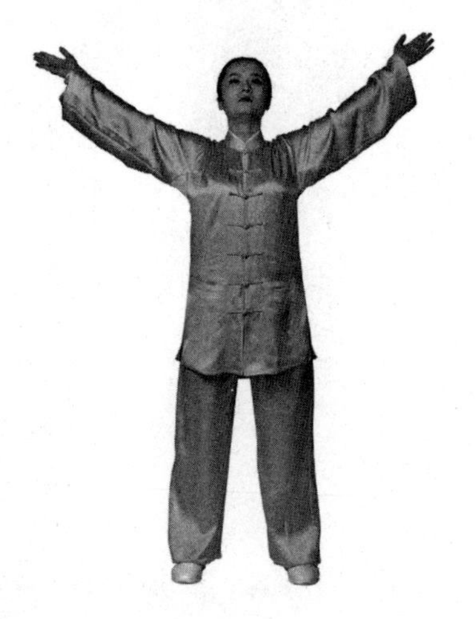

图85

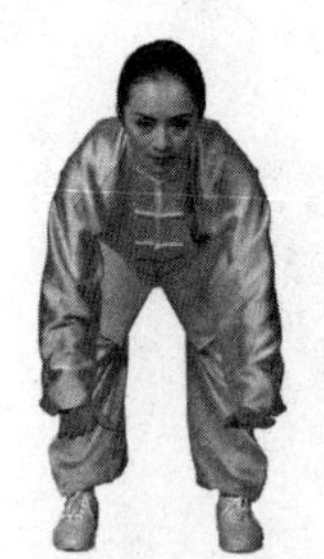

图86

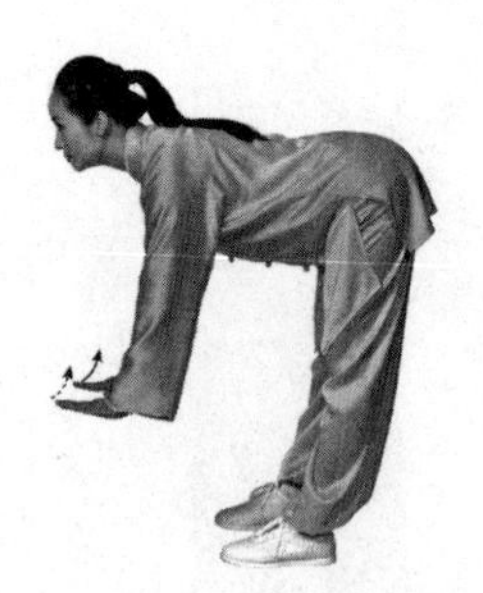

图86附图

动作三：敛臀、收腹、含胸、缩颈，从尾椎开始，经腰椎、胸椎至颈椎逐节向上蠕动隆起；随之再从尾椎开始，经腰椎、胸椎至颈椎逐节向下还原；同时双手随脊柱的蠕动顺势前摆下按；抬头目视前方（图87、图87附图、图88）。

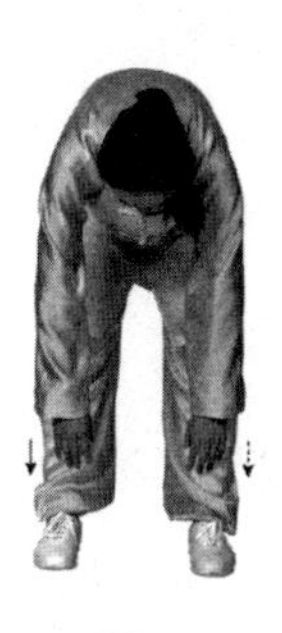

图87

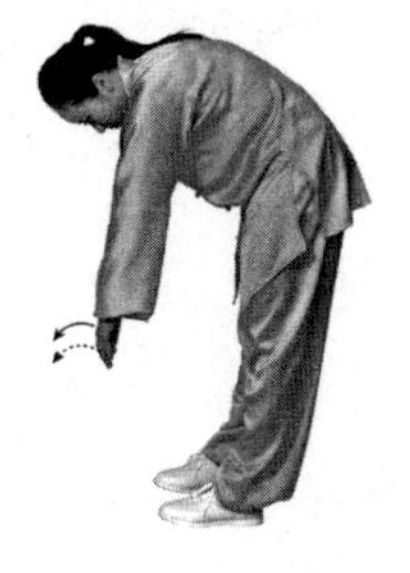

图87附图

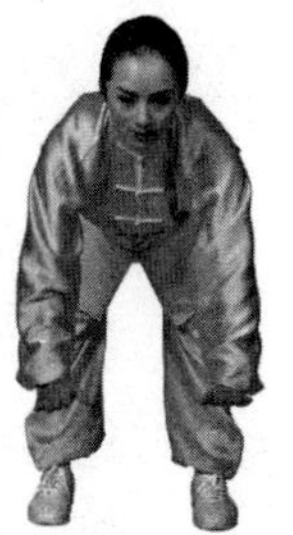

图88

动作四：身体直立，两手自然垂落于身体两侧；目视前方（图89）。

本式动作一至动作四为1遍，共做两遍。

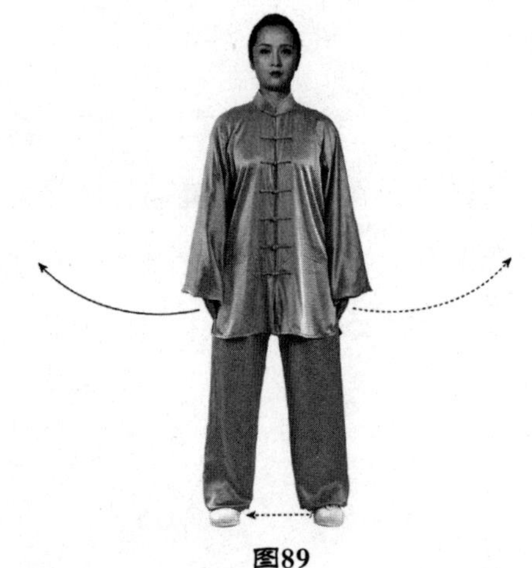
图89

2. 呼吸方法

（1）内旋外摆时吸气，屈膝旋臂时呼气。

（2）蠕动摆臂时吸气，前俯按掌时呼气。

（3）蠕动隆起时吸气，向下还原时呼气。

3. 意念活动

（1）提踵开落时，意想小鸟落枝头。

（2）内旋外摆时，意念从腋下极泉穴经肘少海穴至小指端少冲穴。

（3）蠕动脊柱时，意想从尾椎开始，至颈椎，逐节蠕动。

4. 技术要点

（1）两次摆臂以腰带手，幅度依次由小至大。

（2）蠕动摆臂与前俯按掌应连贯完成；身体后仰角度不宜过大，不宜停留；后仰瞬间下颌微收，目视前上方。

（3）前俯按掌时，注意躯干与地面平行，抬头，目视前方。

（4）蠕动隆起时，先敛臀，次收腹，再含胸缩颈，脊柱椎体主动、逐节向上蠕动；向下还原时，尾椎先向后，再从腰椎下落，进而带动胸椎、颈椎逐节蠕动还原。

（5）蠕动脊柱时，两臂应随脊柱的蠕动顺势摆动，不刻意。

5. 易犯错误与纠正方法

（1）蠕动摆臂时，身体后仰角度过大。纠正方法：后仰时注意控制身形，避免过度仰身。

（2）脊柱蠕动不明显。纠正方法：蠕动前注意塌腰。在此基础上，先敛臀，次收腹，再含胸缩颈，进而带动脊柱椎体逐节向上蠕动。

（3）蠕动脊柱时，两手臂主动收缩、伸展。纠正方法：手臂放松，随脊柱蠕动顺势摆动。

6. 功理作用

（1）屈膝旋臂、蠕动摆臂、蠕动隆起及向下还原等动作，通过脊柱波浪式蠕动刺激脊柱，有助于调节椎体间小关节紊乱，改善腰背部不适，促进周身气血循环。

（2）前俯按掌、抬头有助于颈、肩部运动不适的预防与调治。

（3）两臂内旋外摆时，意念从极泉穴到少冲穴，可以起到调理手少阴心经的作用。

第六式　引腹

本式动作选自马王堆导引图复原图（右起）第1行第11图、第2行第7图。第11图画中人并足而立，举手按掌；第7图画中人并足而立，内外旋臂。图旁题字：腹中。张家山《引书》有“引腹痛”的描述。《素问·腹中论》也有专论腹中疾病。这里依据所绘图像，结合编创宗旨，将该式动作命名为“引腹”（复原图10、复原图11）。

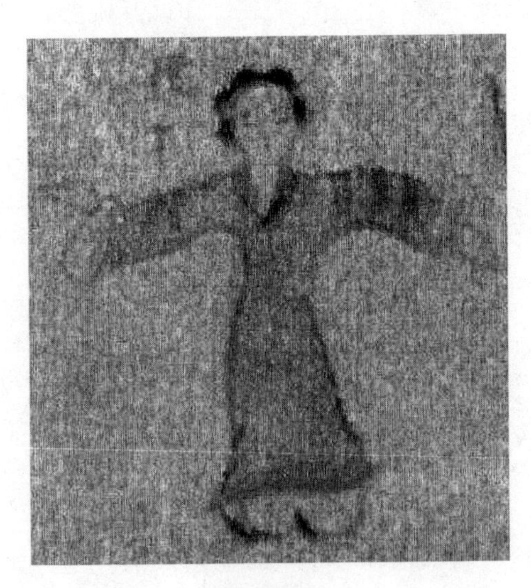

复原图10

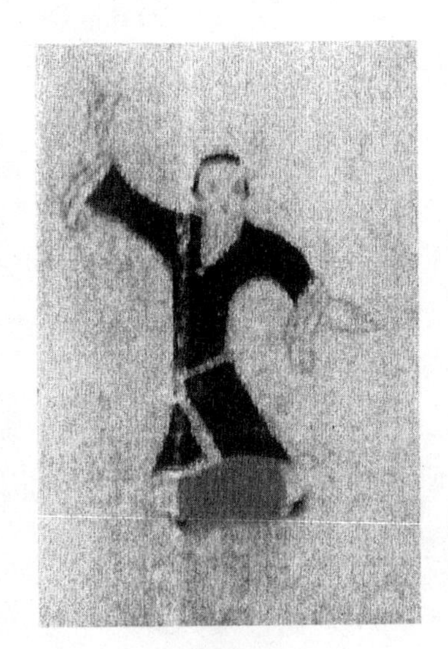

复原图11

1. 动作说明

动作一：接上式。左脚收回，并步站立，两臂侧平举；目视前方（图90）。

动作二：左髋向左顶出，右腿微屈膝；同时左臂内旋，右臂外旋，两手掌心翻转；目视前方（图91）。

右式动作与动作二相同，唯方向相反（图92）。

该动作一左一右为1遍，共做两遍。

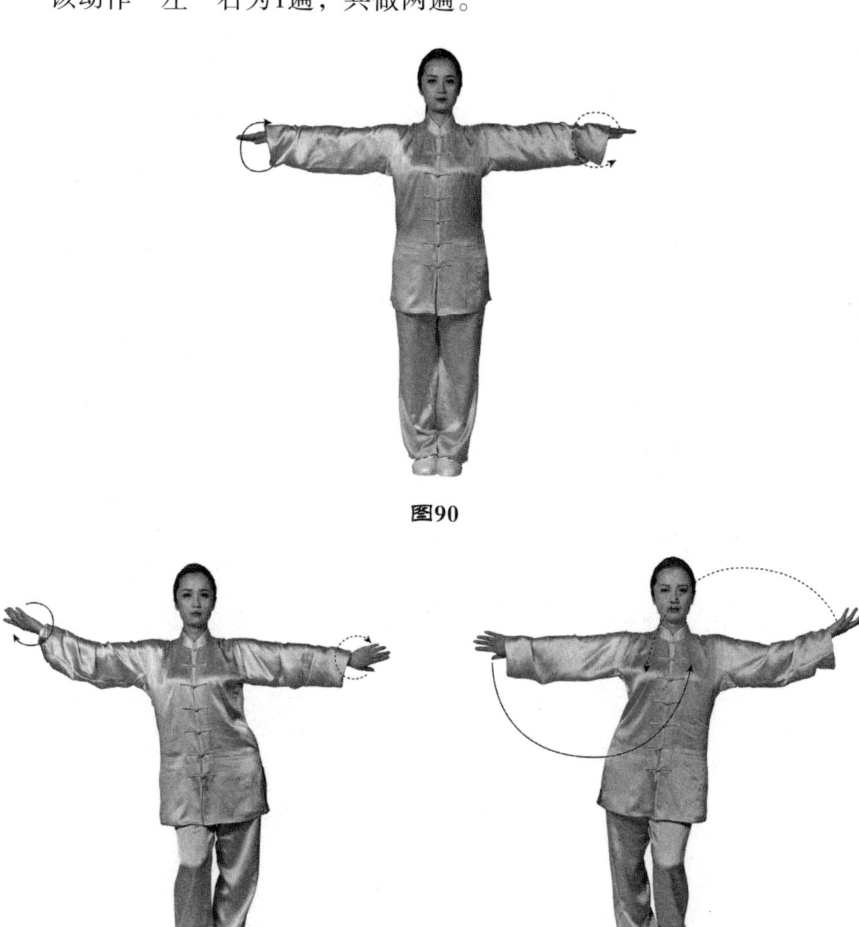

图90

图91

图92

动作三：左膝伸直，身体调正；同时左手由体侧向上划弧，经头顶上方下落至胸前，右手下落，经体前向上穿至胸前，两手相交，左手在外，右手在内；随之髋部左顶，右膝微屈；同时右手内旋上穿，上撑于头顶右上方，掌心向上，掌指向左；左掌内旋下按至左胯旁，掌心向下，掌指向前；目视左前方（图93、图94）。

右式动作与动作三相同，唯方向相反（图95、图96）。

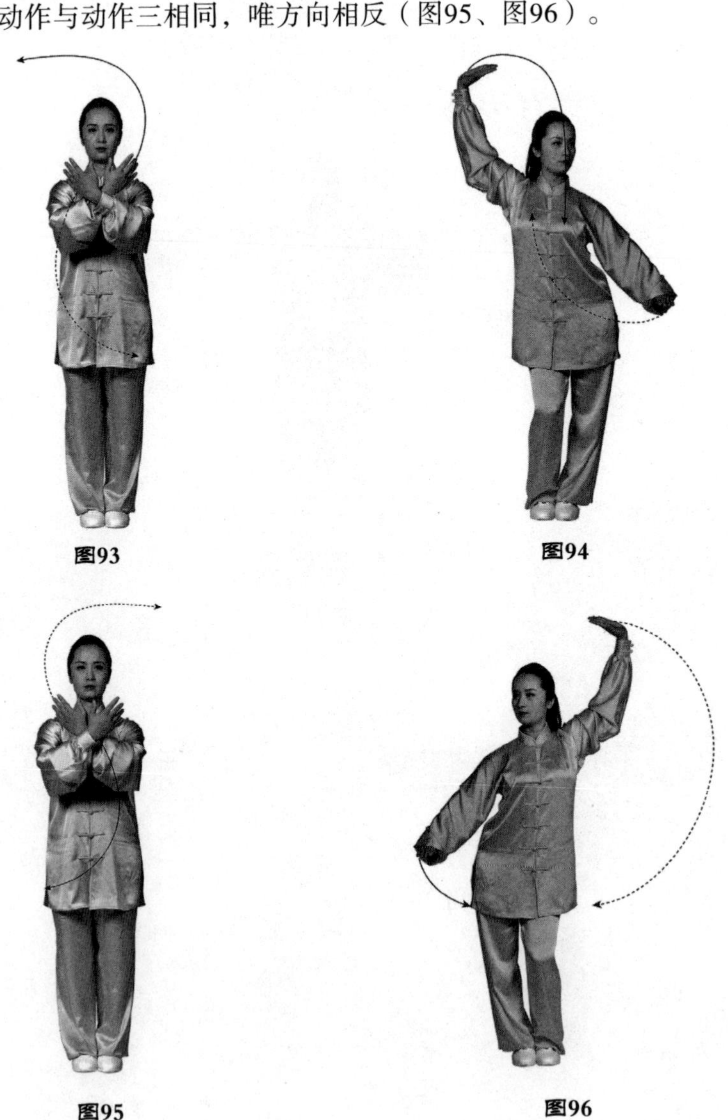

图93　图94

图95　图96

该动作一左一右为1遍，共做两遍。做完后，左膝伸直；左掌经体侧向左划弧落下，两手自然垂落于身体两侧；目视前方（图97）。

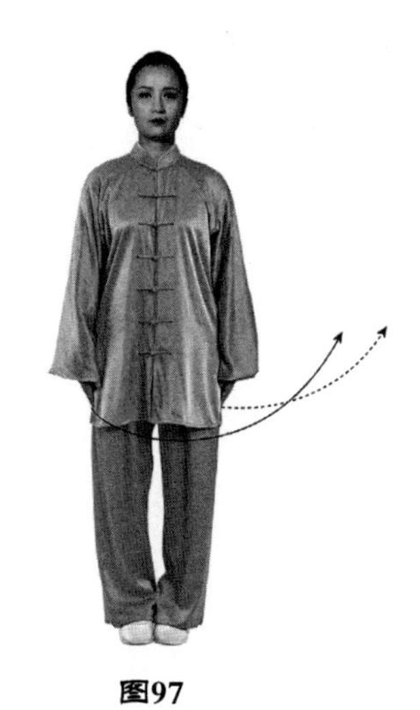

图97

2. 呼吸方法

（1）两臂侧举时吸气，顶髋旋臂时呼气。

（2）直膝交手时吸气，顶髋撑按时呼气。

3. 意念活动

（1）顶髋旋臂时，意注小指。

（2）顶髋撑按时，意想两手上撑下按。

（3）手上撑时，意念从小指端少泽穴经肘关节内侧小海穴至耳前听宫穴。

4. 技术要点

（1）顶髋旋臂、顶髋撑按时，身体保持相对中正，通过顶髋动作左右牵拉腹部。

（2）顶髋撑按时，上方小指照应同侧肩部后侧臑俞穴；下方手掌按于胯旁，拇指对照臀部环跳穴；两手上撑下按，牵拉腹部。

5. 易犯错误与纠正方法

（1）做顶髋动作时，身体过分倾斜。纠正方法：顶髋时，注意保持身体中正。

（2）顶髋撑按时，上撑手过于外展或两手未撑按。纠正方法：上穿掌过程，手沿面前上穿后在肩上方撑掌，避免过度侧拉；通过顶髋，两手上撑下按同时进行。

6. 功理作用

（1）左右顶髋，有助于调节髋关节不适，有利于减少腰部脂肪的堆积，起到塑身作用。

（2）内外旋臂，有助于刺激手三阴、三阳经，促进气血循环。

（3）左右顶髋，配合手臂动作，可对腹腔进行按摩，刺激内脏，有助于消化不良、腹部胀气等脾胃不适的预防与调治。

（4）上撑时，意念从少泽穴到听宫穴，可以起到调理手太阳小肠经的作用。

第七式　鸱视

本式动作选自马王堆导引图复原图（右起）第2行第1图。所绘图像显示，画中人保持站立势，引项拉肩。《淮南子·精神训》述："真人之所游，若吹呴呼吸，吐故纳新，熊经鸟伸，凫浴蝯躩，鸱视虎顾，是养形之人也，不以滑心。"此处记载的"鸱"，意指鹞鹰；鸱视，特指鹞鹰昂首而视，如鸱欲有所攫取。在此借用古导引名，将该式动作命名为"鸱视"（复原图12）。

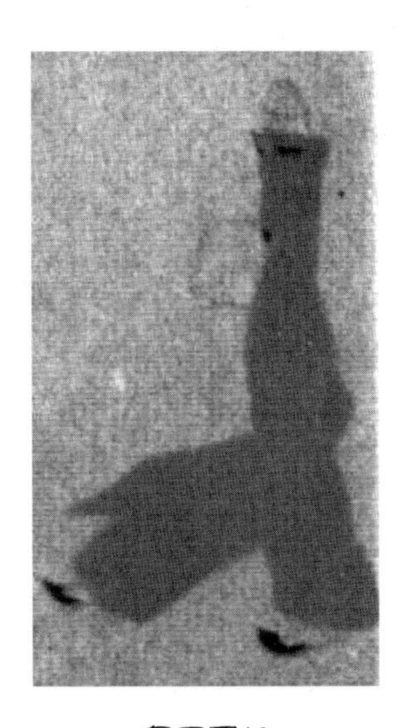

复原图12

1. 动作说明

动作一：接上式。身体左转45°；同时两臂外旋抬起，约与肩同高；随之右腿微屈，左脚向左前方上步；同时两臂继续外旋并屈肘回收，手背轻贴胁肋部，随之摩肋；不停，重心前移成直立步，后脚脚尖着地；同时两手继续内旋摩肋后上举至头顶上方（图98~图100）。

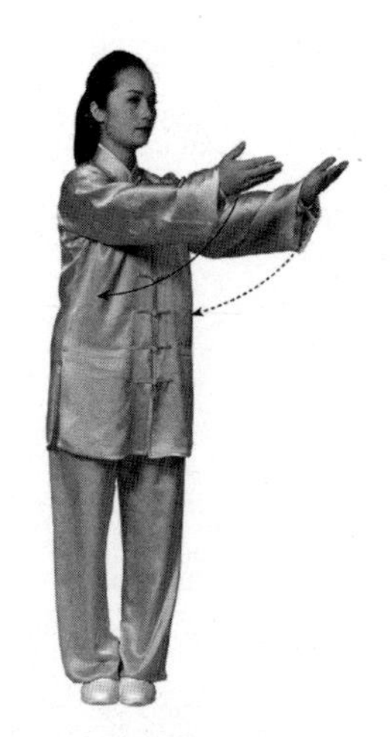

图98

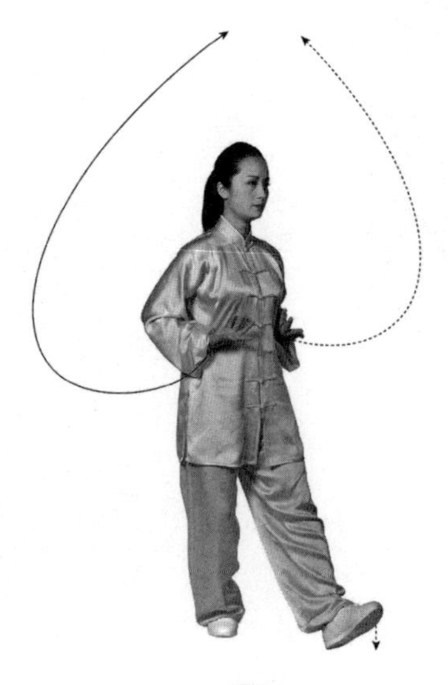

图99

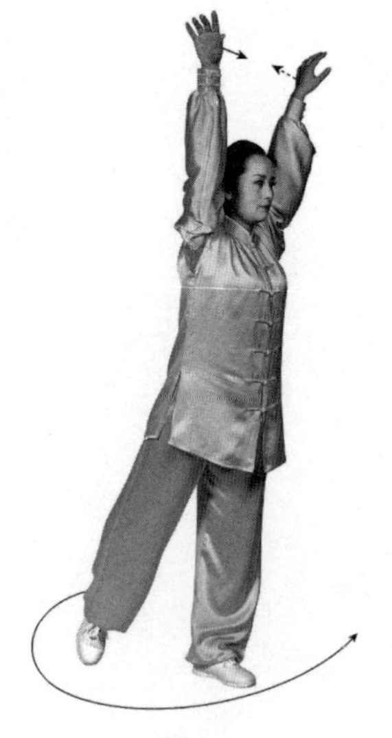

图100

动作二：上动不停。左膝微屈，右腿向前摆动踢脚，脚面绷直；同时两手腕微内合，约与头同宽；目视前方；左腿相对固定，右脚向内回勾脚尖；同时两手腕继续内合、扣腕，两臂微后引，下颌向前上方引伸；目视前上方（图101、图102、图102附图）。

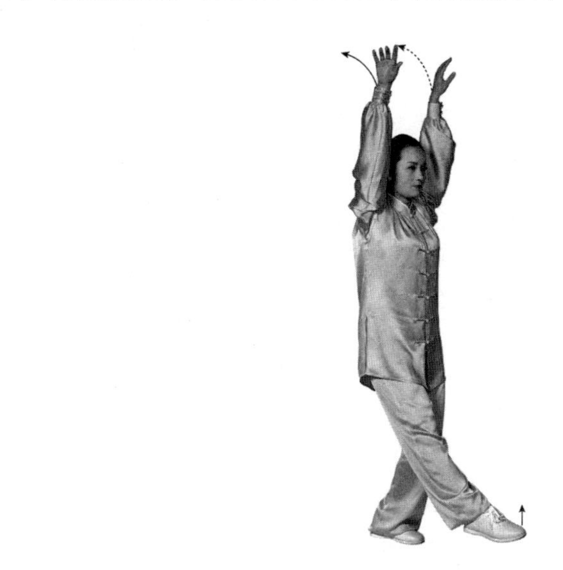

图101

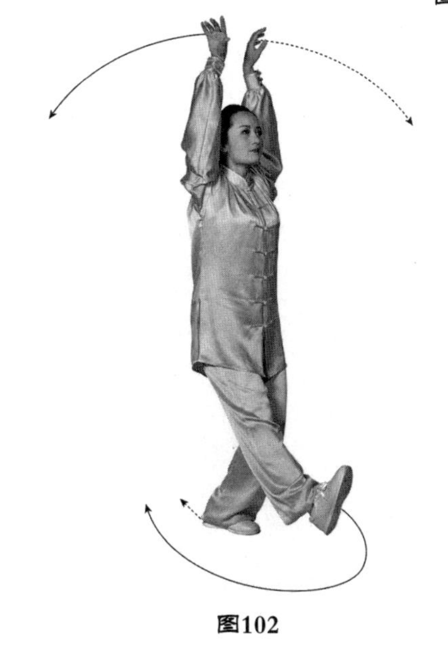

图102

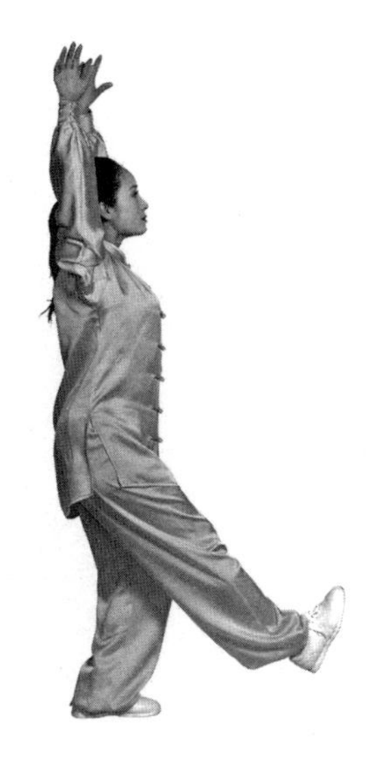

图102附图

动作三：右脚向右后方回撤，随之左脚收回，并步直立；两臂经身体两侧自然下落；目视前方（图103、图104）。

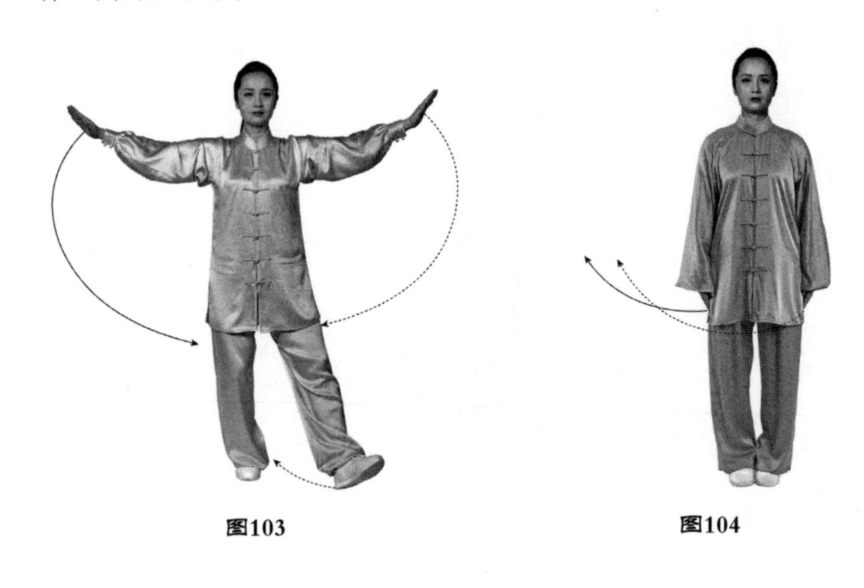

图103　　图104

右式动作与动作一至动作三相同，唯方向相反（图105～图110）。

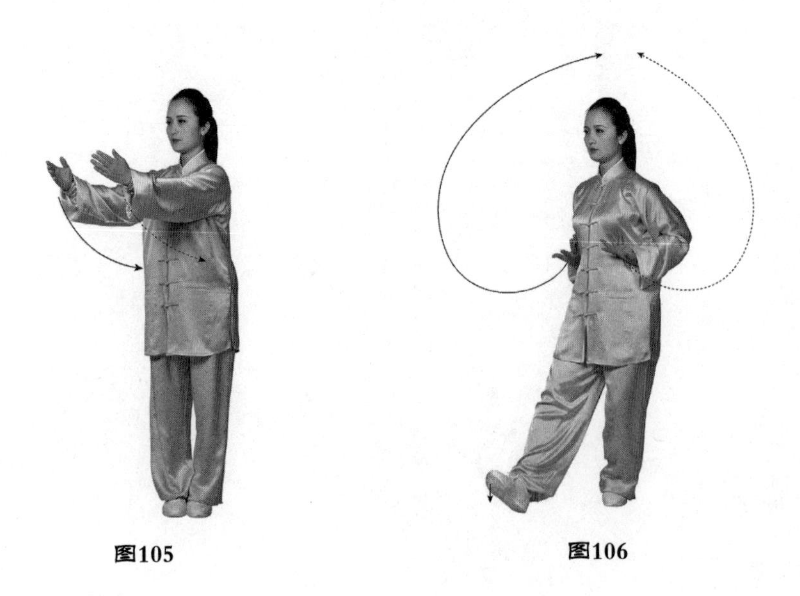

图105　　图106

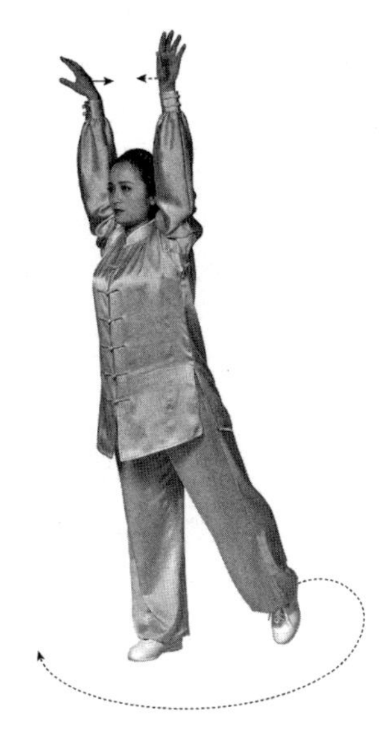
图107

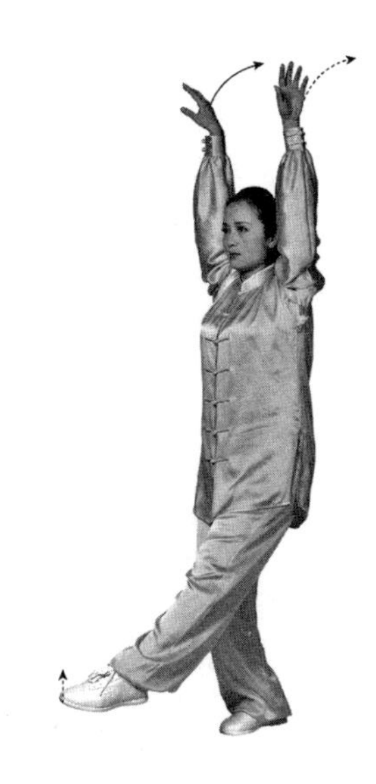
图108

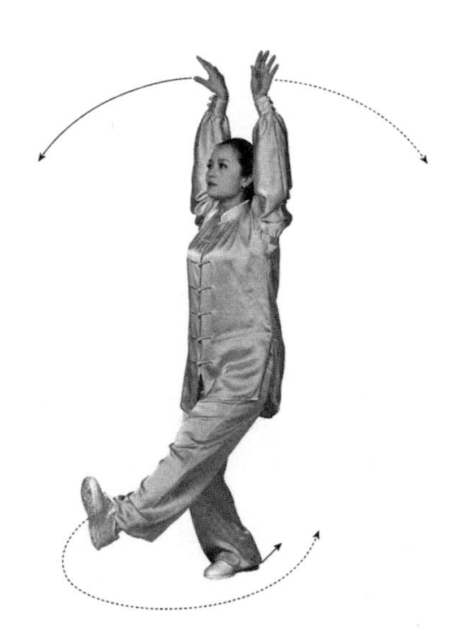
图109

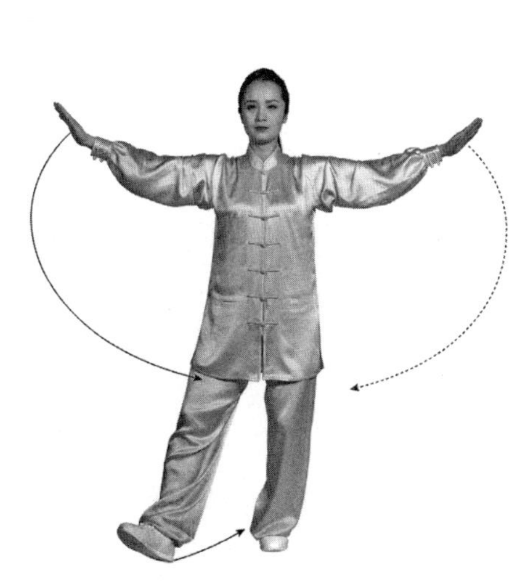
图110

本式一左一右为1遍，共做两遍。第2遍最后一动结束时，右脚收回，成开步站立；目视前方（图111）。

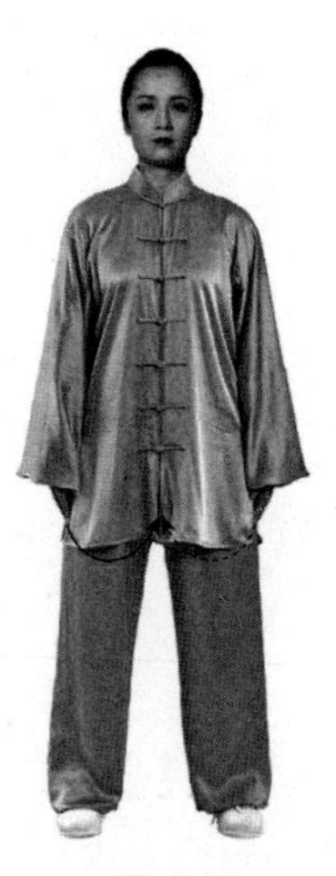

图111

2. 呼吸方法

（1）转身抬臂时吸气，上步摩肋时呼气。

（2）上步举臂时吸气，屈膝踢脚时呼气。

（3）勾脚探视时吸气，收脚并步时呼气。

3. 意念活动

勾脚尖时，意念从头部睛明穴经后背、腘窝委中穴至脚趾端至阴穴。

4. 技术要点

（1）上步摩肋时，以手腕为轴，从小指开始依次旋腕摩肋。

（2）勾脚探视时，勾脚高度约与支撑脚踝关节同高；探视时，两手带动肩部后拉，下颌向前上方引伸。勾脚、探视、肩部后拉、下颌前伸须同步完成。

5. 易犯错误与纠正方法

勾脚探视时，身体后仰。纠正方法：支撑脚膝关节微屈，臀部似“坐于”脚跟处，保持身体中正，重心平稳。

6. 功理作用

（1）抻臂拔肩，头颈前探，有利于颈、肩部运动不适的预防与调治。

（2）上步抬腿踢脚，可改善身体平衡能力，有利于下肢运动不适的预防与调治。

（3）探视时，意念从头部睛明穴，经后背到达小脚趾端至阴穴，可以起到调理足太阳膀胱经的作用。

第八式　引腰

本式动作选自马王堆导引图复原图（右起）第1行第1图。所绘图像显示，画中人弯腰俯身，转头侧看。张家山出土《引书》中记载的导引所治病症有类似名称——（引）要（腰）甬（痛）。该式依据原图所绘图像，并结合编创宗旨命名为“引腰”（复原图13）。

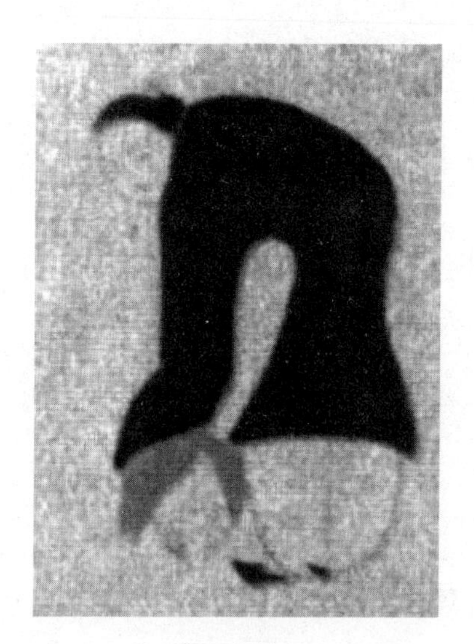

复原图13

1. 动作说明

动作一：接上式。双手上提至腹前，掌心向内，沿带脉摩运至身后（图112、图113）；随之双手抵住后腰，四指前推，身体微后仰；目视前方（图114、图114附图1、图114附图2）。

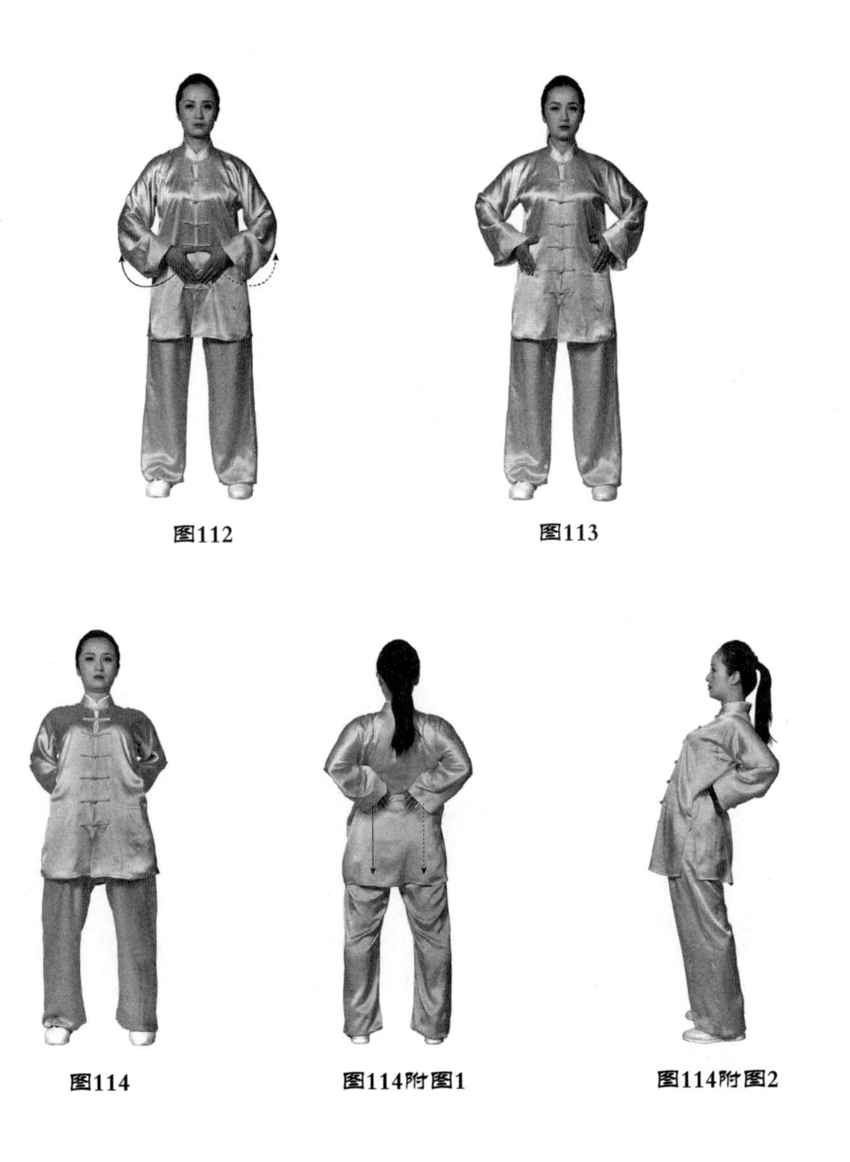

图112　图113

图114　图114附图1　图114附图2

动作二：身体调正；两手自腰部向下摩运至臀部（图115、图115附图）；随之身体前俯，两手继续向下摩运，经两腿后侧，顺势向前垂落于脚尖前，掌心相对；微抬头，目视前下方（图116、图116附图1、图116附图2、图117）。

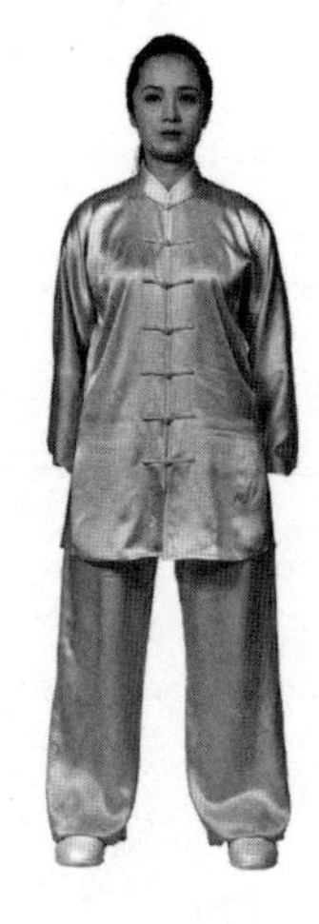

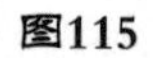

图115

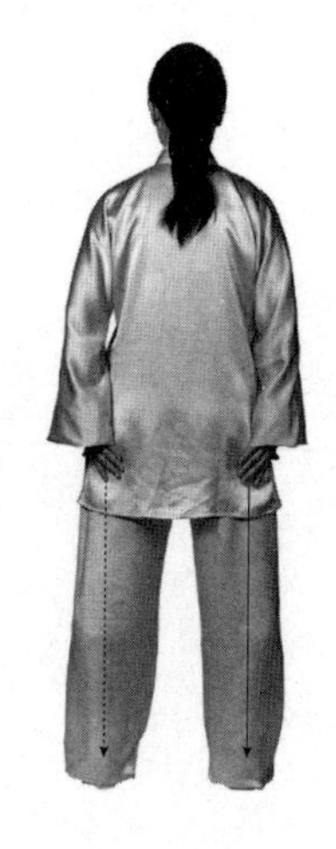

图115附图

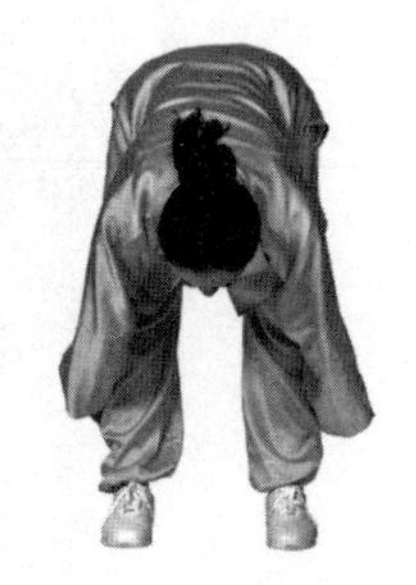

图116

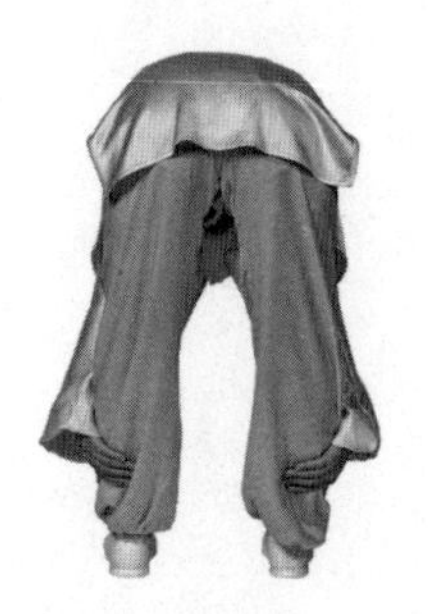

图116附图1

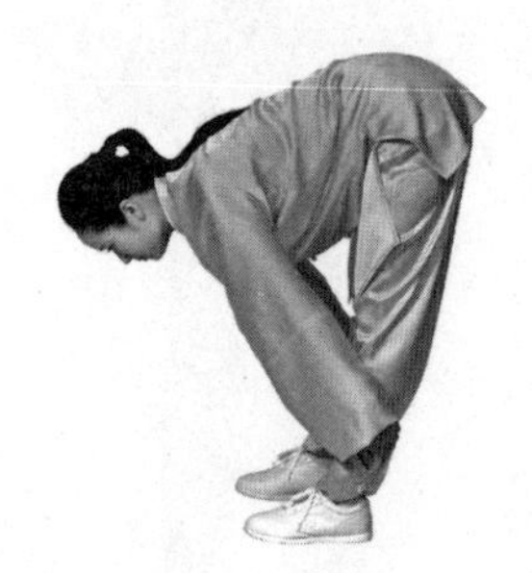

图116附图2

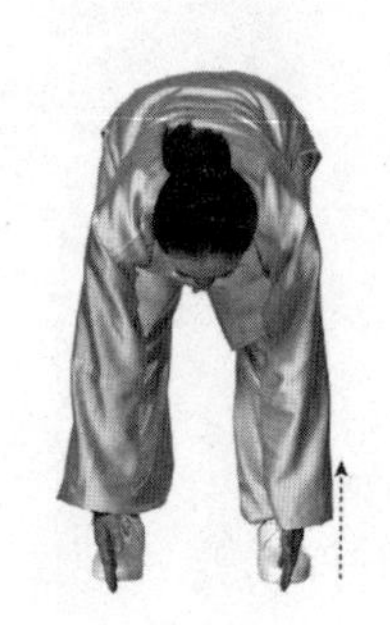

图117

动作三：左转腰、转头；同时左肩上提带动左手上提，右肩下沉，右手随转体下落；目视左方（图118、图118附图）。

动作四：右转腰、落肩；同时头转正，目视前下方（图119）。

动作五：上体直立；同时两臂内旋，手背相对，沿身体中线上提，手腕与俞府穴同高；目视前方（图120）。

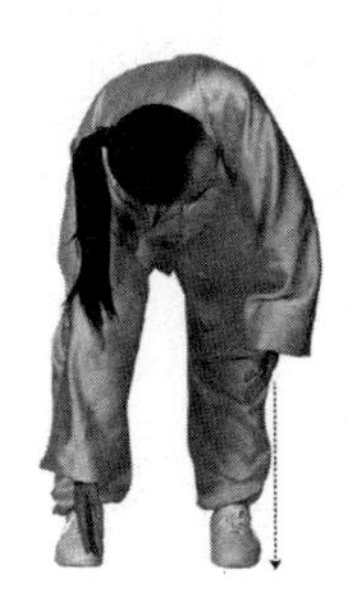

图118

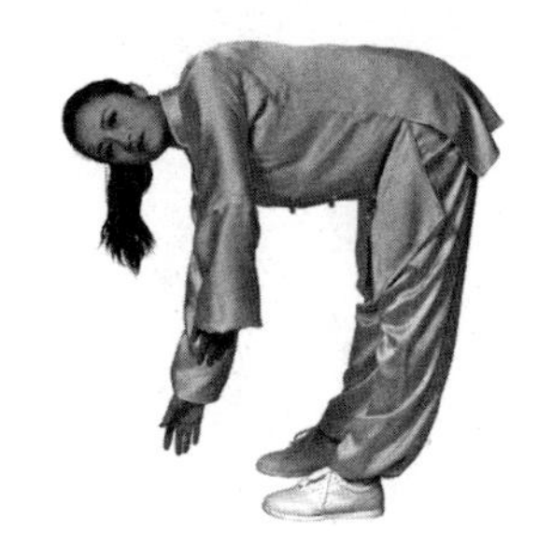

图118附图

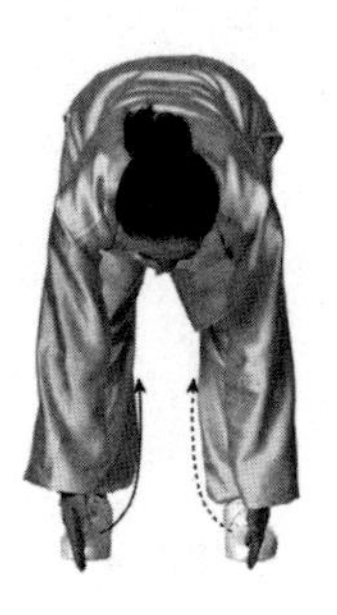

图119

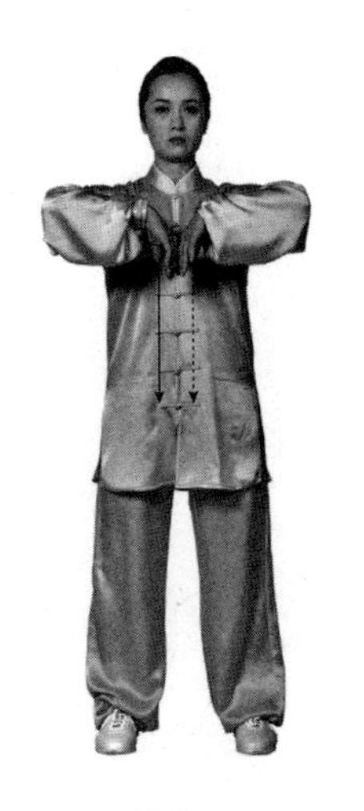

图120

动作六：双手下落至腹前；目视前方（图121）。

右式动作与动作一至动作六相同（右式“动作一”直接沿带脉摩运至身后），提肩方向相反（图122～图129）。

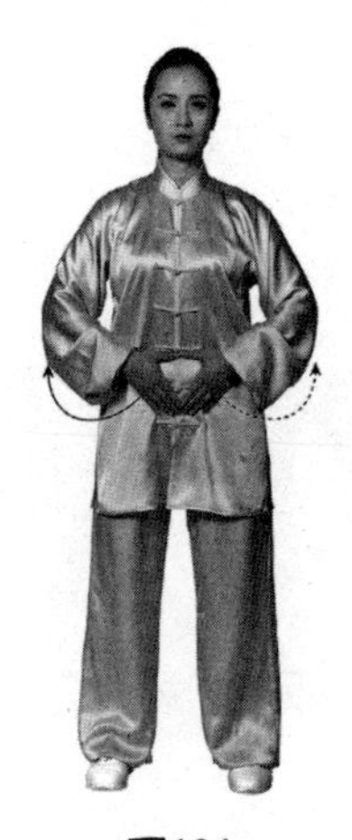
图121

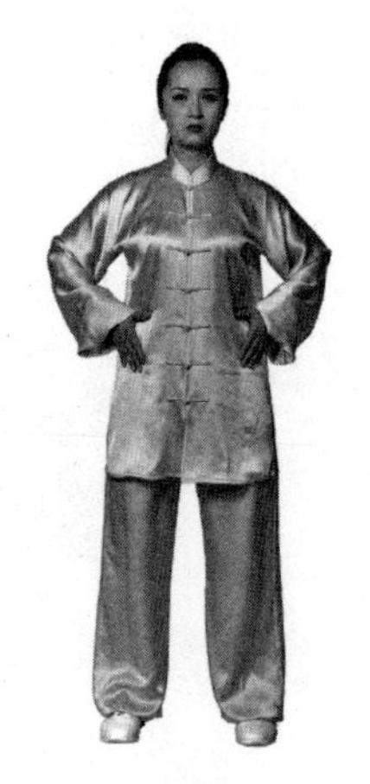
图122

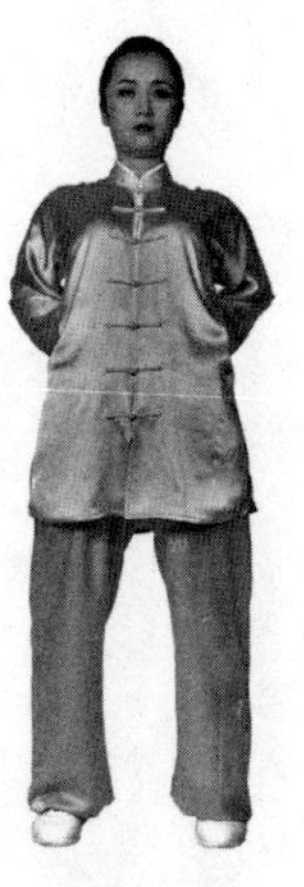
图123

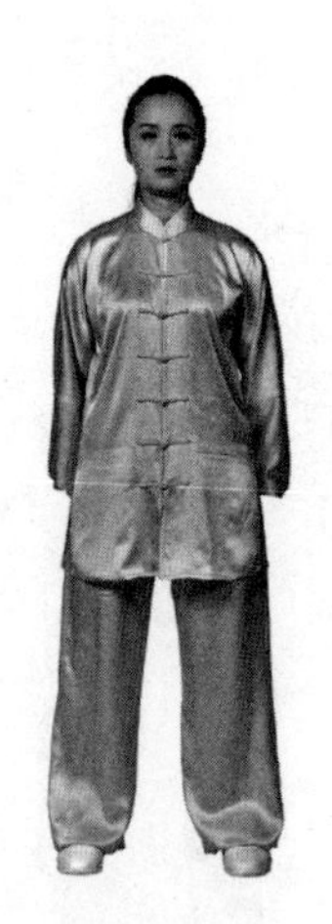
图124

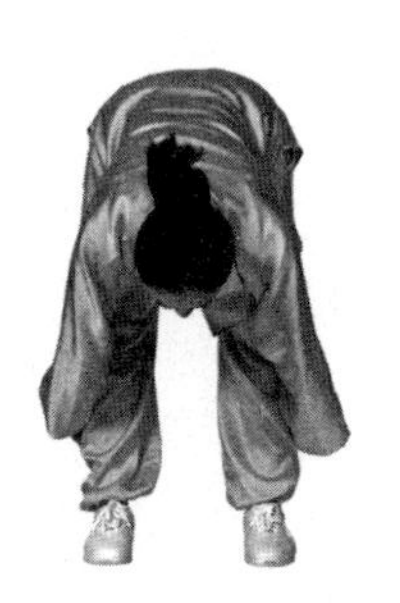
图125

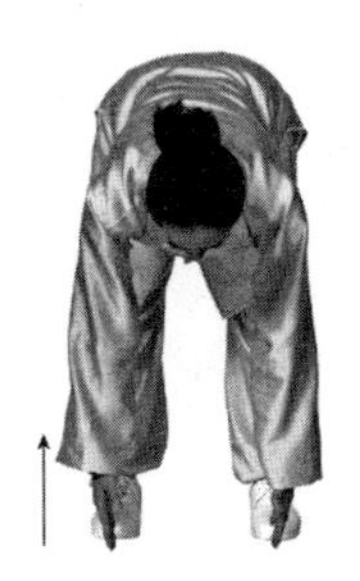
图126

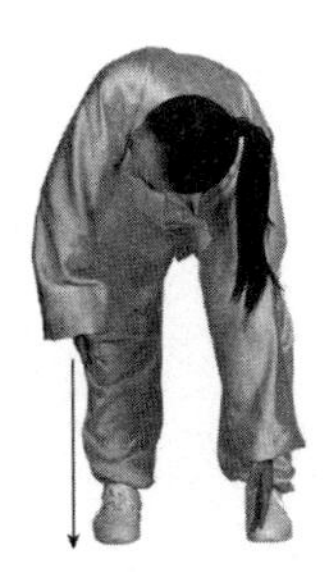
图127

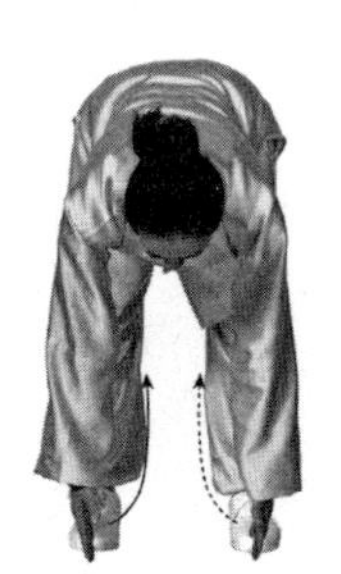
图128

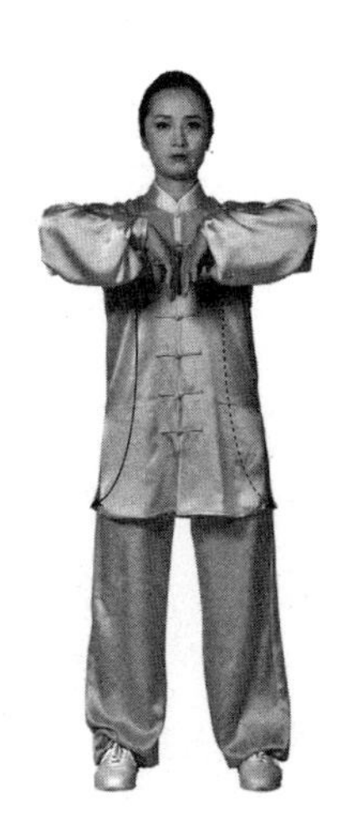
图129

本式一左一右为1遍，共做两遍。第2遍结束时，两手自然垂落于身体两侧；目视前方（图130）。

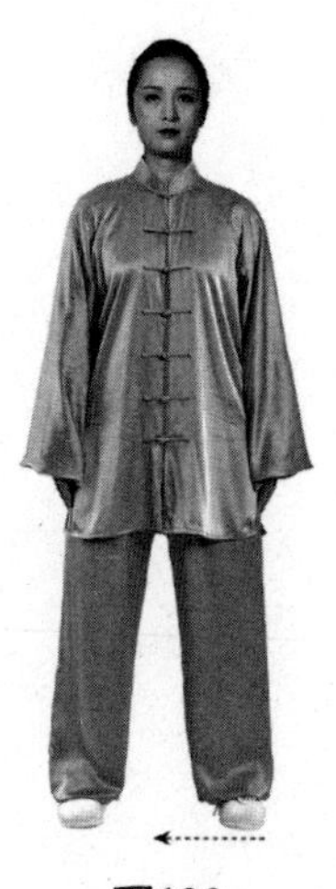

图130

2. 呼吸方法

（1）摩运带脉时吸气，抵腰前推时呼气。

（2）身体调正时吸气，俯身摩运时呼气。

（3）转腰提肩时吸气，落肩转正时呼气。

（4）直立提手时吸气，双手下落时呼气。

3. 意念活动

（1）摩运带脉时，意想两掌温煦带脉。

（2）抵腰前推时，意想两手手指深入腰部，推点按摩。

（3）转腰提肩时，意想两臂抱球对搓。

（4）两手上提时，意念从脚底涌泉穴经膝关节内侧阴谷穴至锁骨下沿俞府穴。

4. 技术要点

（1）抵腰前推时，两手指腹抵按腰部向前推出；腰部运动要有折叠感；身体随前推后仰。

（2）转腰提肩时，脊柱旋转带动肩部提起；两手臂上下相向而行。

5. 易犯错误与纠正方法

（1）抵腰前推时，头向后仰。纠正方法：以四指指腹推动腰部前伸，下颌微收，目视前方。

（2）转腰提肩时，肩部、手臂自行抬起。纠正方法：通过脊柱旋拧带动肩部、手臂抬起。

6. 功理作用

（1）摩运带脉，有助于健脾利湿，缓解腰痛、疝气等不适症状。

（2）抵腰前推，有助于调节腰部小关节紊乱，缓解腰部不适。

（3）转腰旋脊，刺激脊柱及周围神经，有助于任督二脉气血畅通。

（4）直立提手时，意念从涌泉穴到俞府穴，可以起到调理足少阴肾经的作用。

第九式　雁飞

本式动作选自马王堆导引图复原图（右起）第3行第4图。图像显示，画中人直立，抬臂斜伸，如鸿雁展翅。图旁无题字。依据所绘图像，象形取意，模仿大雁飞翔的动作，将其命名为“雁飞”（复原图14）。

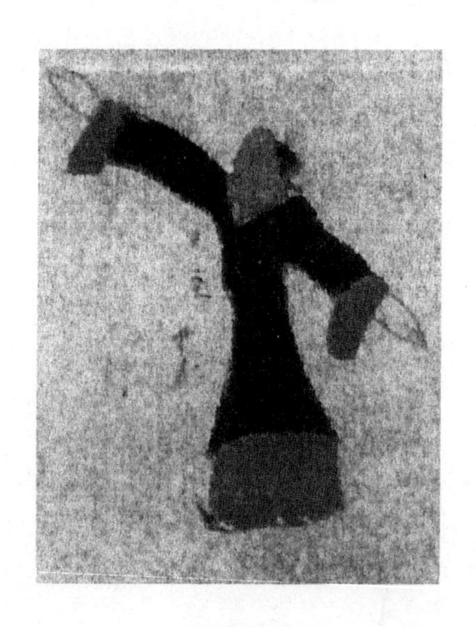

复原图14

1. 动作说明

动作一：接上式。左脚收回，并步站立（图131）。

动作二：两臂侧平举，掌心向下；目视前方（图132）。

动作三：身体微右倾；同时左臂外旋、上举，掌心向上，右臂下落，掌心向下，两手臂成一直线，延长线约与地面成45°夹角；目视左手（图133）。

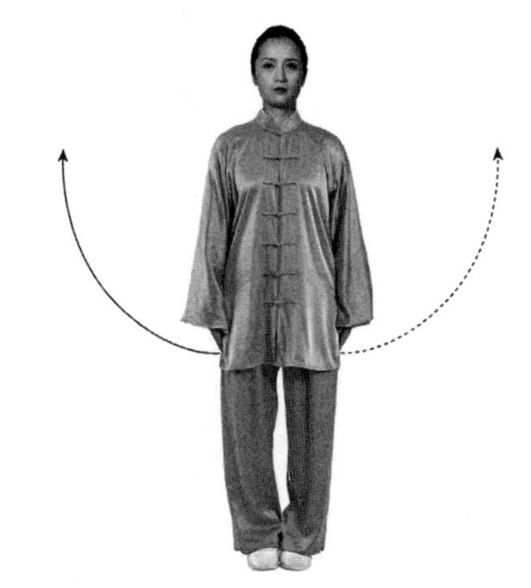

图131

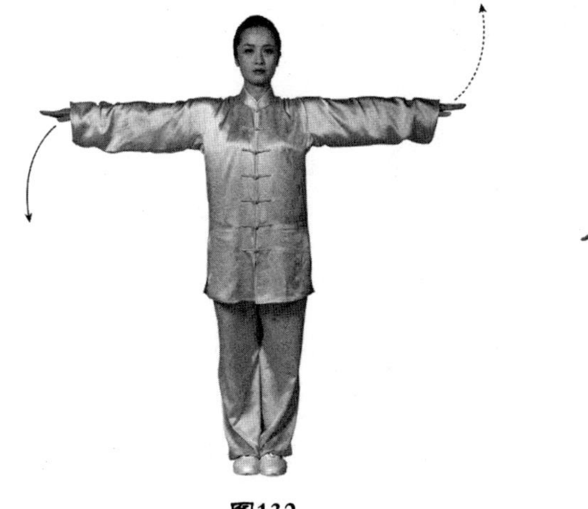

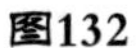

图132

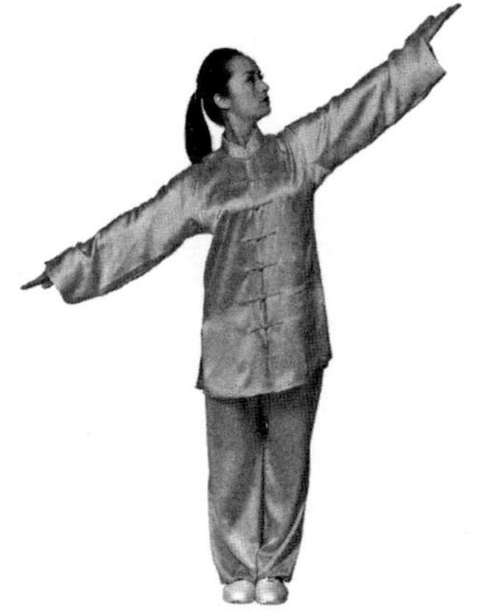

图133

动作四：两膝屈蹲；上身姿势保持不变；头由左向右水平转动；目视右手（图134、图135）。

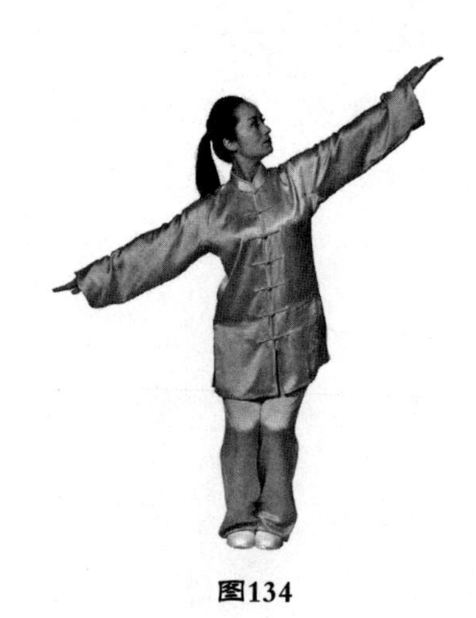

图134

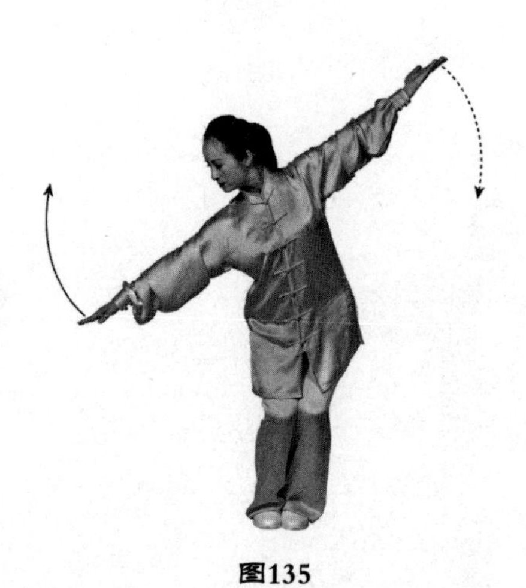

图135

右式动作先直立起身，两臂侧平举；目视前方。其余动作与动作三至动作四相同，唯方向相反（图136～图139）。

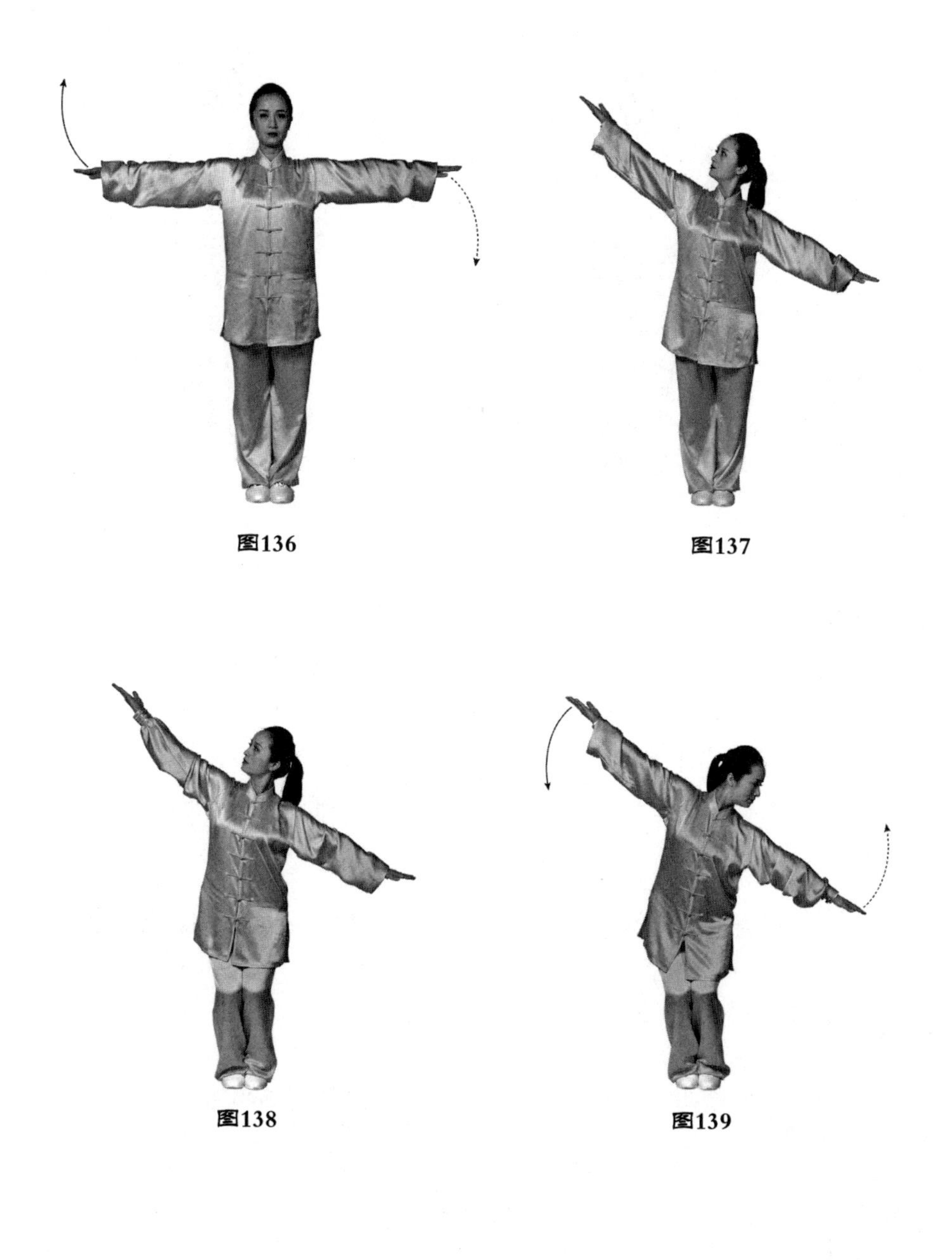

图136　图137

图138　图139

本式一左一右为1遍，共做两遍。做完后，身体直立，两手侧平举；随之两手自然下落至身体两侧；目视前方（图140、图141）。

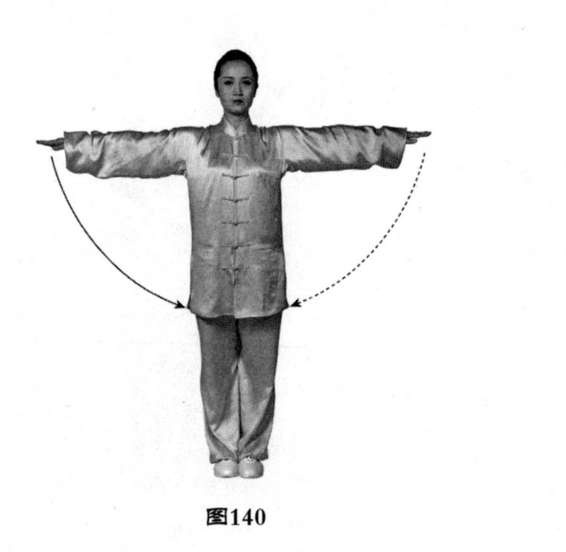
图140

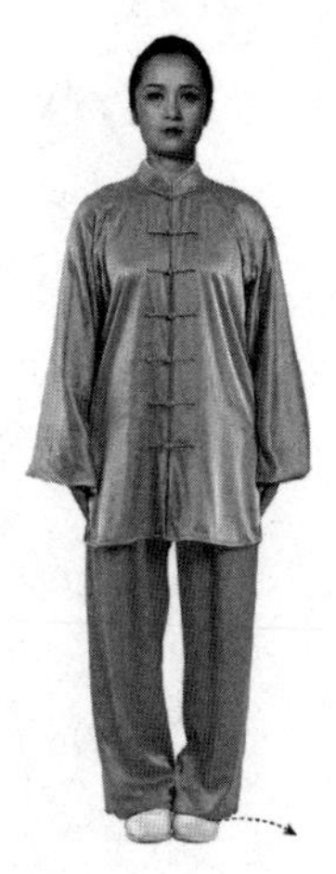
图141

2. 呼吸方法

根据个人气息长短和呼吸习惯，可采用两种呼吸方式：

（1）两臂侧起时吸气，翻掌上举时呼气；屈膝下蹲时吸气，转头下视时呼气。

（2）两臂侧起、翻掌上举时吸气；屈膝下蹲、转头下视时呼气。

3. 意念活动

（1）两臂侧起、翻掌上举时，意想两手指尖伸向远方。

（2）转头下视时，意念从胸内天池穴经肘横纹中曲泽穴至中指端中冲穴。

4. 技术要点

（1）翻掌上举时（左式为例），身体右倾、翻掌上举和转头左视应同时完成。

（2）屈膝下蹲、转头下视时，两臂侧举成一直线；手臂与地面成45° 夹角。

（3）转头下视时，保持身体躯干姿势不变，只有颈椎转动。

5. 易犯错误与纠正方法

（1）翻掌上举时，身体过分倾斜或保持不变。纠正方法：两臂侧平举后，手臂与躯干夹角保持不变，随之身体微侧倾，至两臂侧倾角度约与地面成45° 夹角。

（2）转头下视时，过分低头看手。纠正方法：转头时，保持颈椎水平转动。

6. 功理作用

（1）身体左右倾斜，可以调理全身气血运行，有平气血、宁心神的功效。

（2）转头下视，可刺激前庭器官，有助于调节平衡功能。

（3）转头下视时，意念从胸内天池穴经肘横纹中曲泽穴至中指端中冲穴，可以起到调理手厥阴心包经的作用。

第十式　鹤舞

本式动作选自马王堆导引图复原图（右起）第3行第3图。图像显示，画中人两脚分立，前后举臂。图旁题字：鹤□。根据复原图信息，结合编创宗旨，将该式动作命名为“鹤舞”（复原图15）。

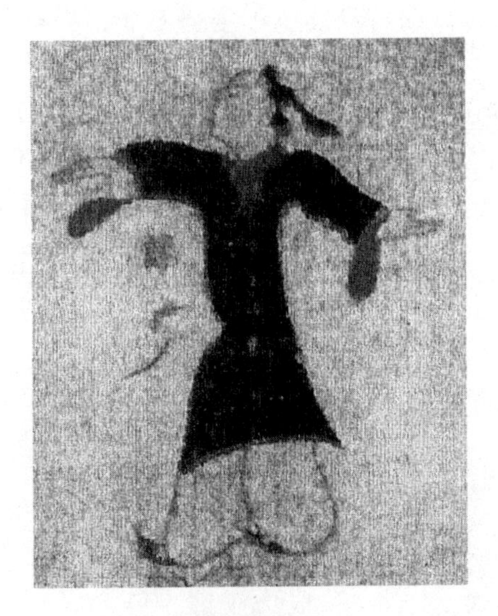

复原图15

1. 动作说明

动作一：接上式。左脚开步，与肩同宽，两膝微屈蹲，身体微右转，不停，两腿直立，身体右转接近90°；同时两臂前后平举，掌心向下，与肩同高；目视前方（图142、图143）。

动作二：上动不停。屈膝下蹲；两掌随之缓缓向下按推；目视右方（图144）。

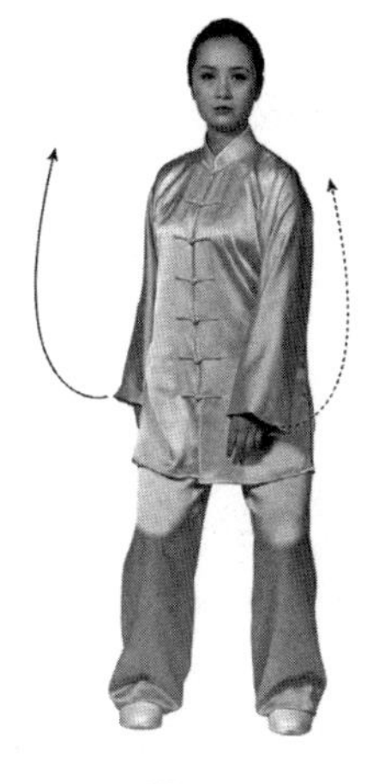
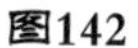
图142

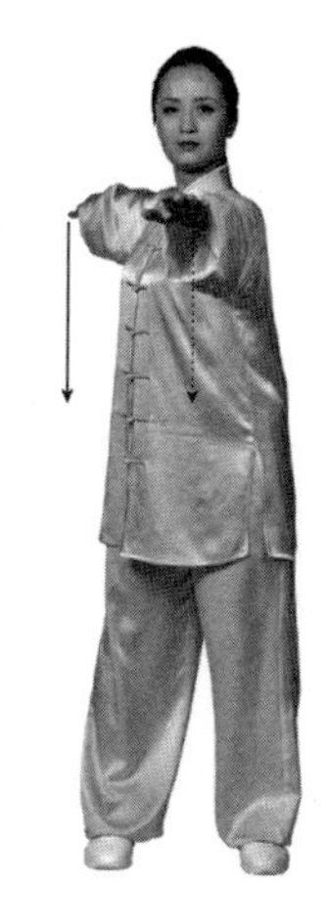
图143

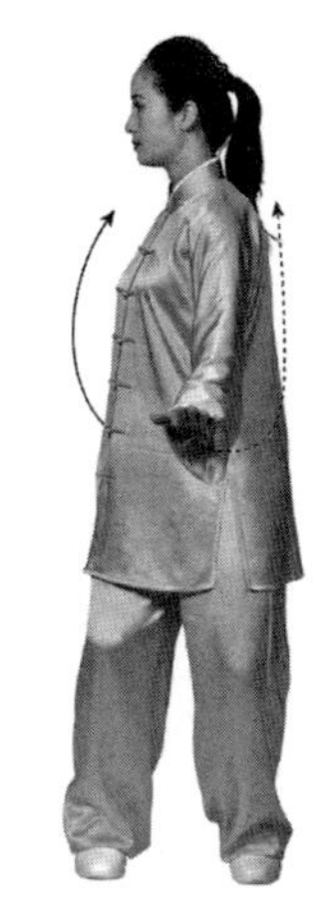
图144

动作三：上动不停。两腿直立，两臂向上摆起；身体保持不变，再次屈膝下蹲；同时屈肘收掌，掌心斜向外；随之两腿再直立；两掌缓缓向外推出；目视后方（图145~图147）。

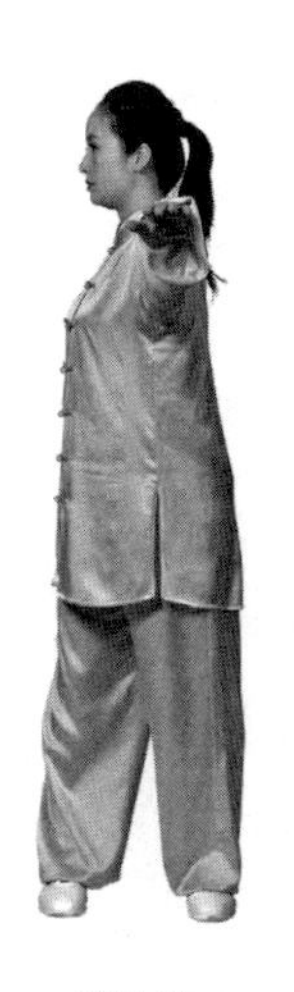
图145

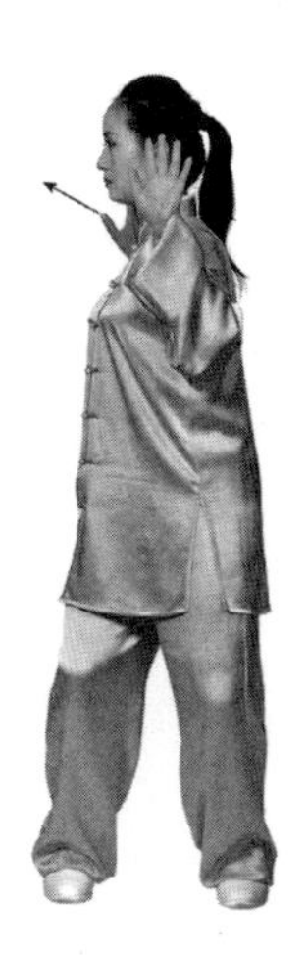
图146

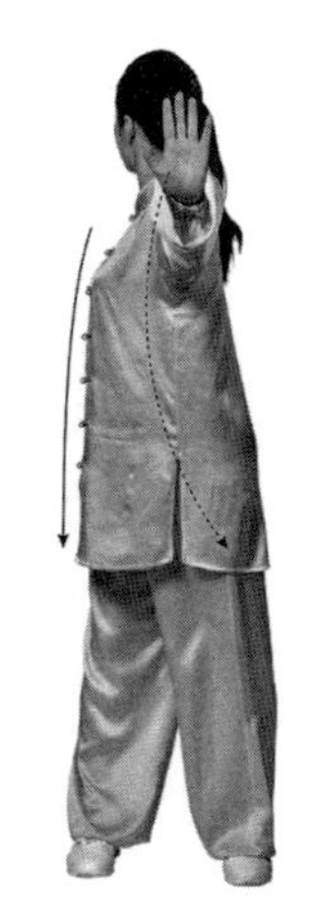
图147

动作四：屈膝下蹲，身体转正；同时两臂自然垂落于身体两侧；目视前方（图148、图149）。

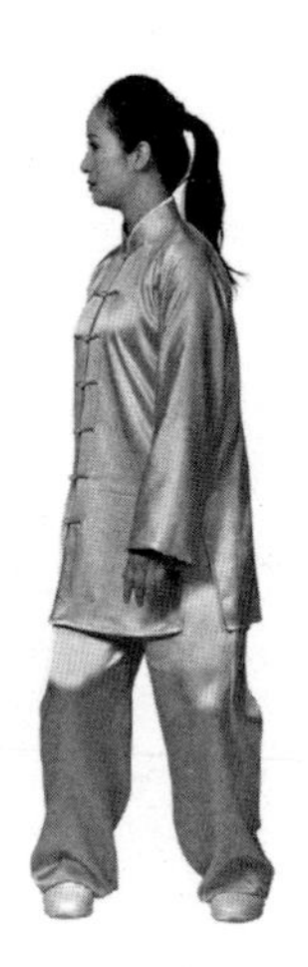

图148

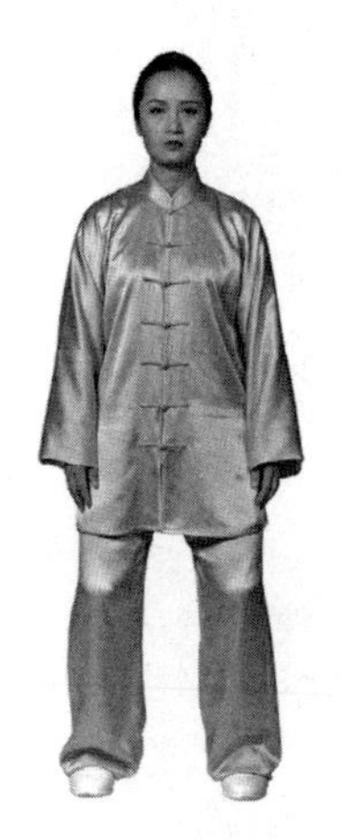

图149

右式动作与左式动作一至动作四相同（右式“动作一”从两膝微屈蹲开始），唯方向相反（图150～图157）。

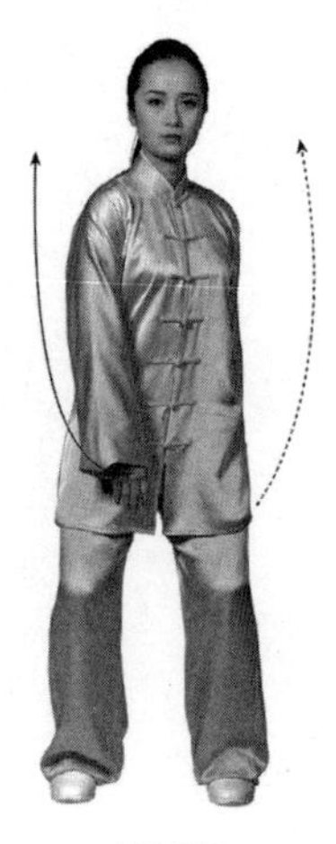

图150

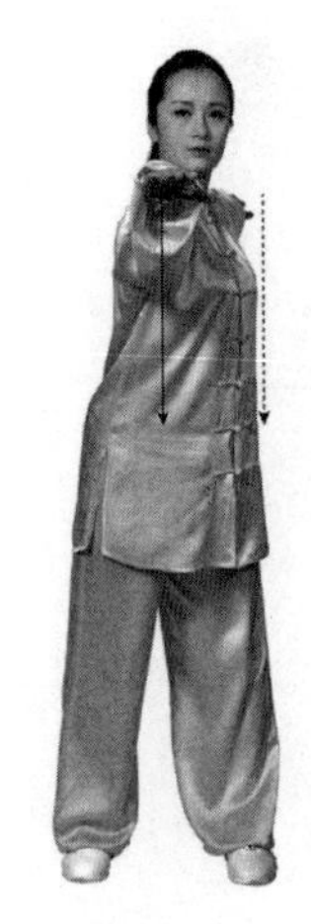

图151

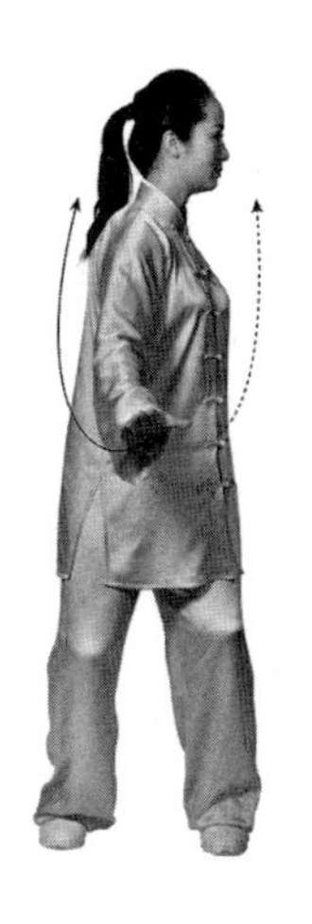
图152

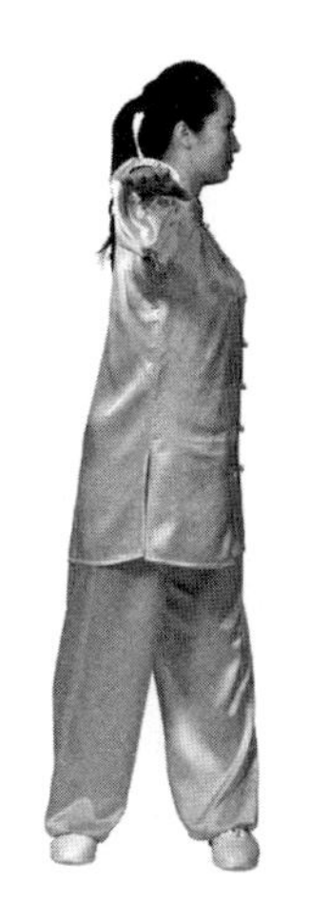
图153

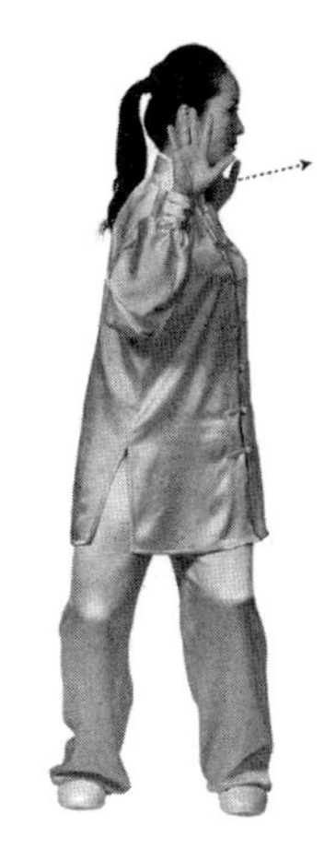
图154

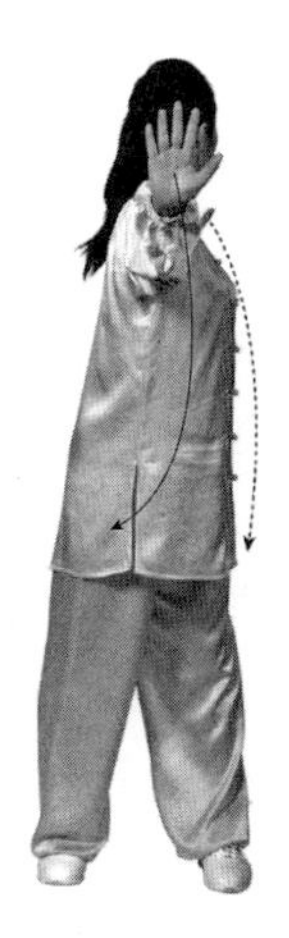
图155

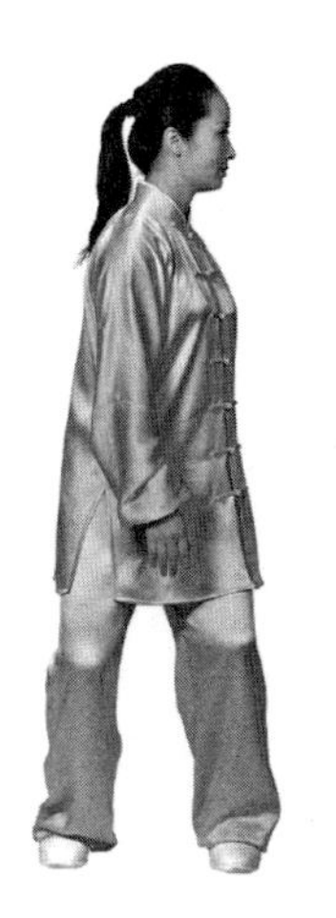
图156

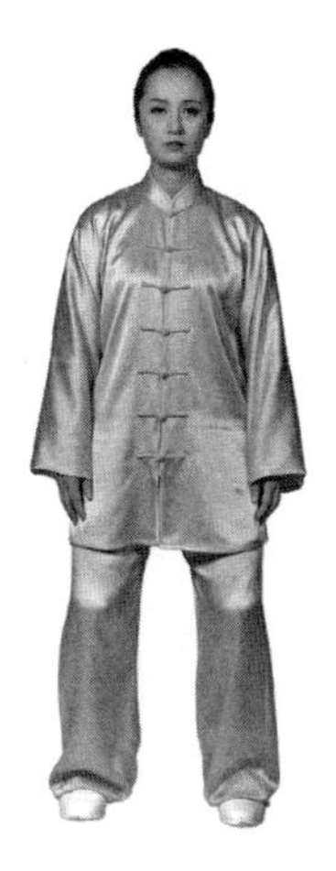
图157

本式一左一右为1遍，共做两遍。第2遍结束时，身体直立；两手自然落于身体两侧；目视前方（图158）。

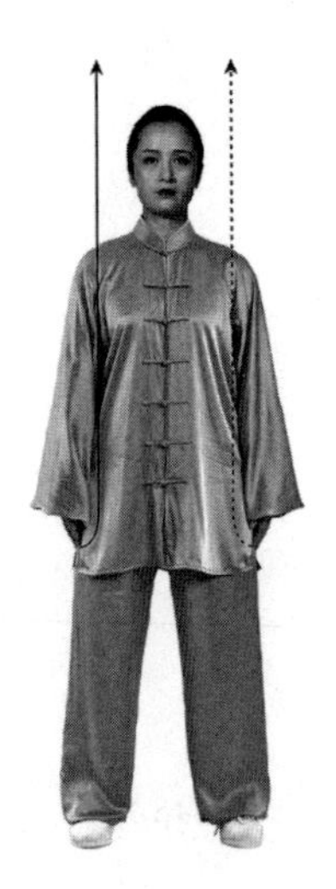

图158

2. 呼吸方法

（1）屈蹲转体时做一次呼吸。

（2）直立平举时吸气，屈蹲按掌时呼气。

（3）摆臂收掌时吸气，直立推掌时呼气。

（4）屈蹲转正时做一次呼吸。

3. 意念活动

（1）起落振臂时，意想白鹤振臂，翱翔天际。

（2）直立推掌时，意念从无名指指端关冲穴经肘外侧天井穴至头面部丝竹空穴。

4. 技术要点

（1）屈蹲按掌时，身体保持正直，两掌随重心下沉并水平下按后外推，犹如在水中按、推浮球。

（2）直立推掌时，躯干左（右）旋拧，保持正直；与两脚形成“十字”形，重心在中间；直立推掌时要感知到无名指发胀。

（3）做摆臂、按、推动作时，需由重心的起伏带动手臂运动。

5. 易犯错误与纠正方法

（1）整体动作不协调。纠正方法：上肢动作须在下肢动作的带动下协调完成；如直立平举时，须先升起重心，进而带动两臂平举。

（2）直立外推时，身体后仰。纠正方法：身体中正，头正颈直；重心停在两脚之间；躯干、两臂与下肢约成十字交叉状；两臂平推与地面平行。

（3）左右转体时，身体左右倾斜。纠正方法：躯干水平转动。

6. 功理作用

（1）两手臂前后摆动、躯干的扭转可有效促进全身气血的运行，有利于颈、肩、背、腰运动不适的预防与调治。

（2）重心升降与两臂大幅摆动结合呼吸，有助于调畅气机。

（3）直立推掌时，意念从无名指指端关冲穴到头面部丝竹空穴，可以起到梳理手少阳三焦经的作用。

第十一式　仰呼

本式动作选自马王堆导引图复原图（右起）第4行第1图。图像显示，画中人双脚开立，挺身引臂。图旁题字：仰呼。仰，本义为抬头，脸向上。《说文·人部》曰："仰，举也。" 呼即呼气。《说文·口部》曰："呼，外息也。"《庄子·让王》有"仰天而呼"等句。本式动作沿用原题名"仰呼"（复原图16）。

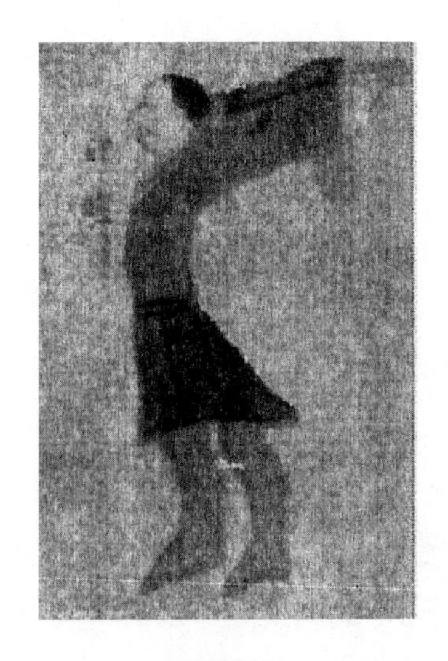

复原图16

1. 动作说明

动作一：接上式。两掌心相对，缓缓上举至头顶；目视前上方（图159）。

动作二：两臂从两侧分开落下，至约与肩同高，上体微前倾，头后仰，挺胸，塌腰；目视前上方（图160、图160附图）。

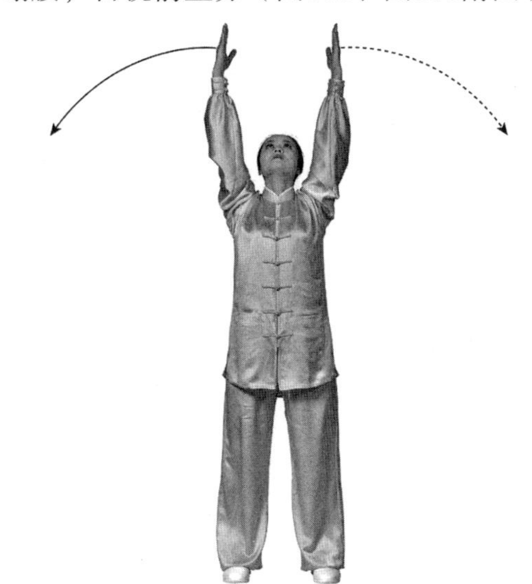

图159

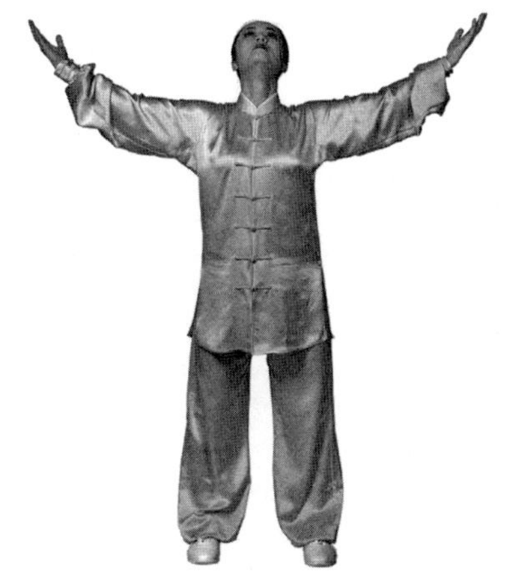

图160

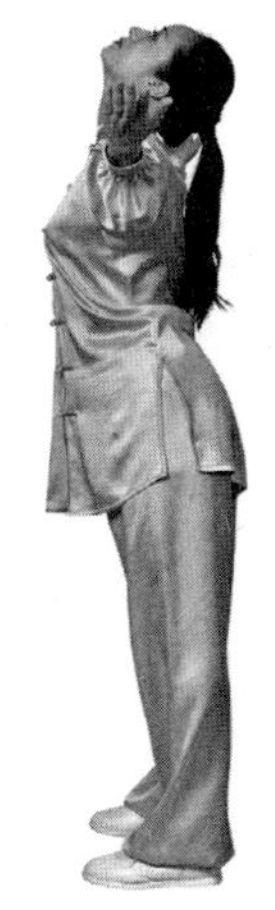

图160附图

动作三：头转正，两臂微外展；随之两臂内旋，两手翻掌下落至身体两侧（图161~图163）。

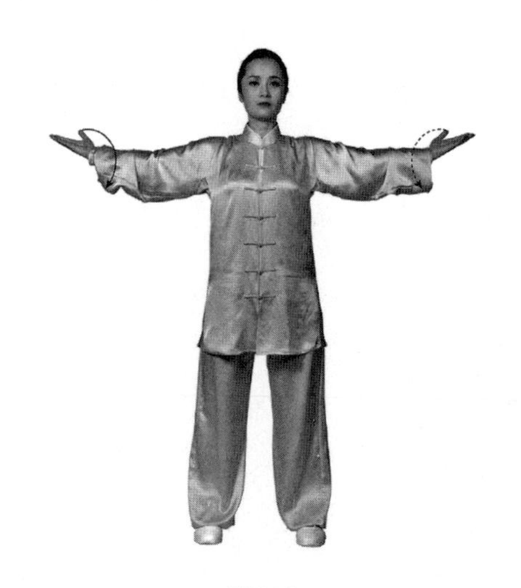
图161

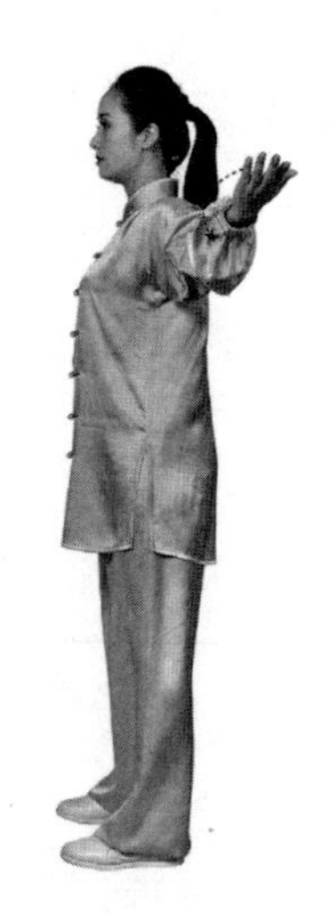
图161附图

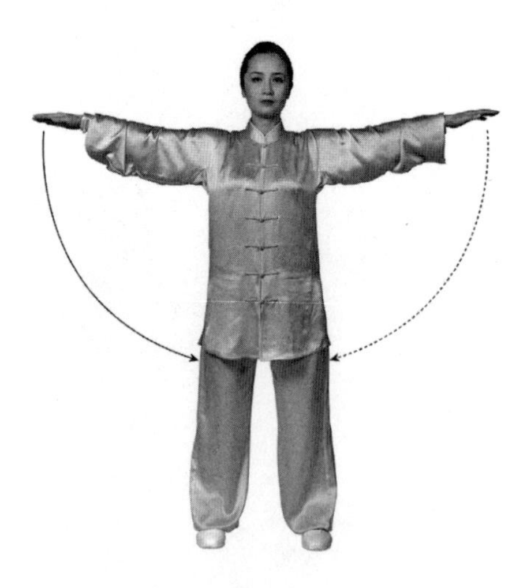
图162

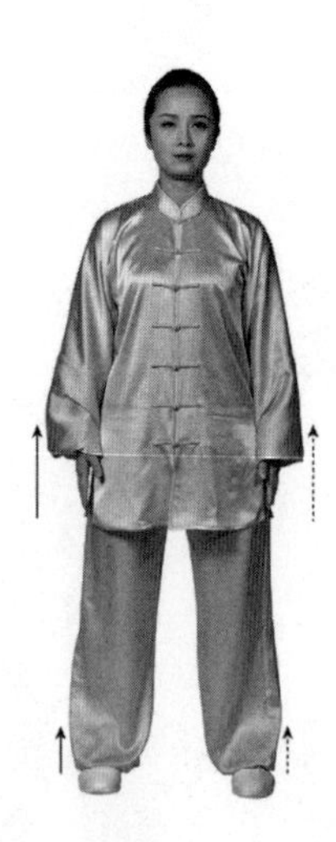
图163

动作四：上动不停。缓缓提踵；同时两手上提摩按于体侧，指尖向下；随之缓缓落踵，微屈膝下蹲；两手沿体侧向下摩运；目视前下方（图164、图165）。

动作五：身体直立；两手置于身体两侧；目视前方（图166）。

本式一上一下为1遍，共做两遍。

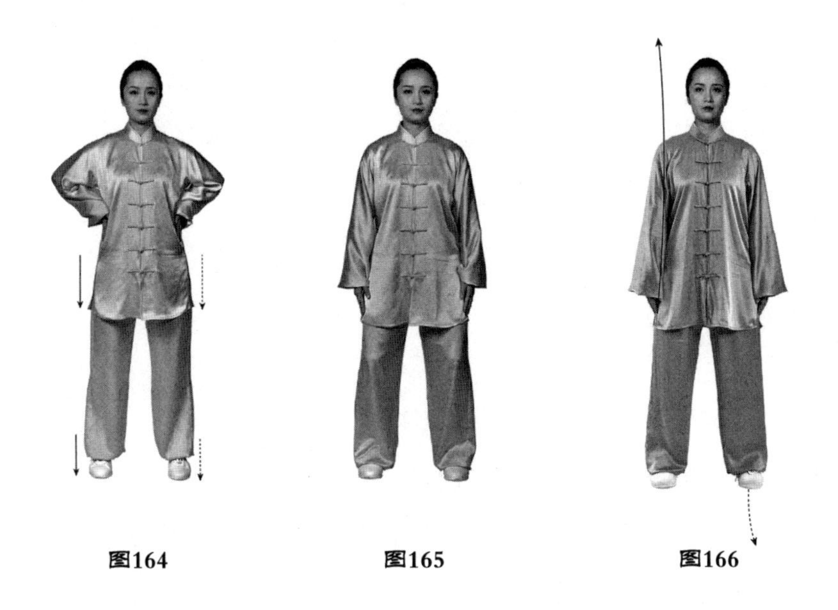

图164 **图165** **图166**

2. 呼吸方法

（1）两臂上举时吸气，开臂仰呼时呼气。

（2）正项展臂时吸气，翻掌下落时呼气。

（3）提踵提手时吸气，落踵摩运时呼气。

3. 意念活动

（1）开臂仰呼时，意想打开天窗呼吸清气，同时两眼余光照应两手掌。

（2）落踵摩运时，意想两手按摩胆经。

（3）从开臂仰呼开始，意念从头面部瞳子髎穴经身体外侧环跳穴至脚趾端足窍阴穴。

4. 技术要点

（1）开臂仰呼，两臂分落至水平时，身体微前倾，挺胸、塌腰，颈部肌肉放松。

（2）正项展臂时，百会穴上领、沉肩，同时带动手臂旋转。

（3）提踵提手时，注意是提踵带动双掌上提。

（4）落踵摩运时，注意是落踵带动两掌按摩身体两侧胆经。

5. 易犯错误与纠正方法

（1）开臂仰呼时，未塌腰，身体过分后仰。纠正方法：开臂同时，挺胸塌腰，使躯干前倾；头部放松好似枕于颈项部。

（2）提踵提手、落踵摩运时双手随意提落。纠正方法："由根而发"，升降重心，双手随重心起落而提落。

6. 功理作用

（1）开臂仰呼，可祛除气喘、胸闷等身体不适，并有利于颈、肩运动不适的预防和调治。

（2）提踵、落踵可增强小腿后肌群力量，拉长足底肌肉、韧带，提高人体平衡能力。

（3）从开臂仰呼开始，意念从头面部瞳子髎穴到脚趾端足窍阴穴，两手沿胆经的走向摩运，可以起到调理足少阳胆经的作用。

第十二式　折阴

本式动作选自马王堆导引复原图（右起）第1行第6图。图像显示，画中人前后错足，单臂上引。图旁题字：折阴。古人一般认为人之身体“前为阴，后为阳”，折阴即俯身弯腰之势。张家山《引书》有“折阴者，前一足，错手，俯而反钩之” 的动作描述。本式动作沿用原题名“折阴”（复原图17）。

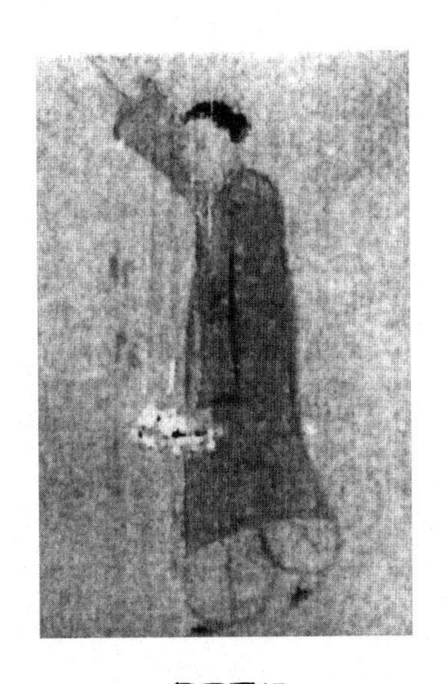

复原图17

1. **动作说明**

动作一：接上式。右腿微屈，左脚上步，重心前移，右脚跟提起；同时右手内旋，上摆至头顶上方，手心向前，左手下引置于体侧，手心向后；目视前方（图167）。

动作二：上动不停。重心后移至右脚，左脚尖上翘；同时右臂外旋下落，至腕与肩平，掌心斜向上，左手保持不变；目视前方（图168）。

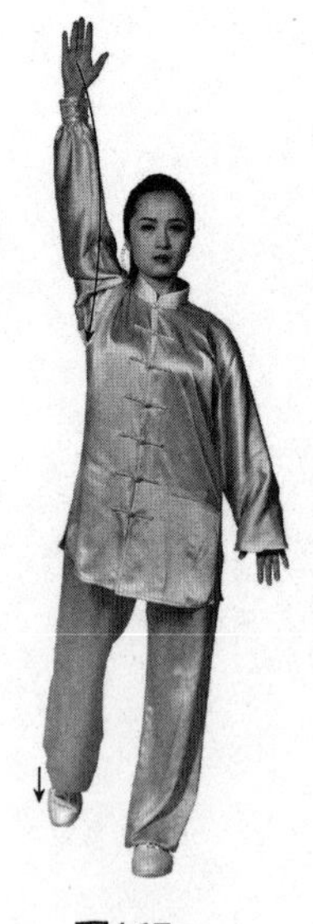

图167

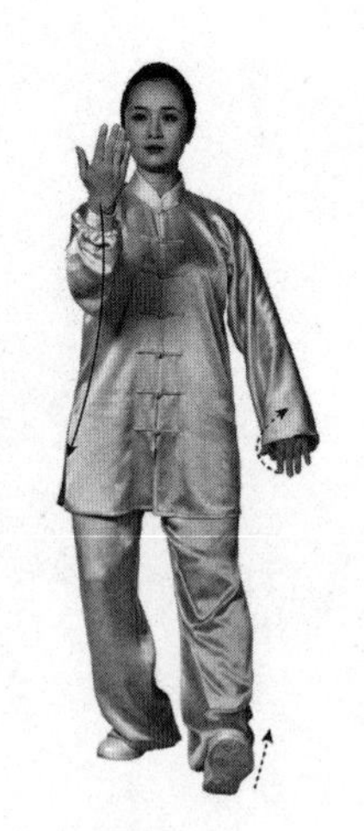

图168

动作三：上动不停。左脚收回，与肩同宽，两膝微屈；同时右手先下落至体侧；随之两膝伸直，两掌经体侧上托至与肩平，掌心向上（图169、图170）。

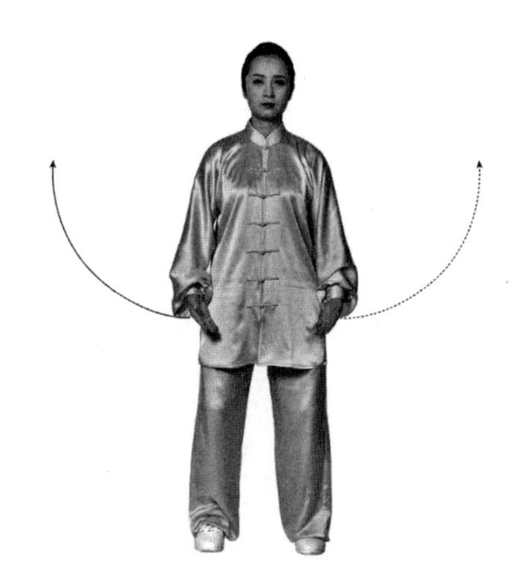

图169

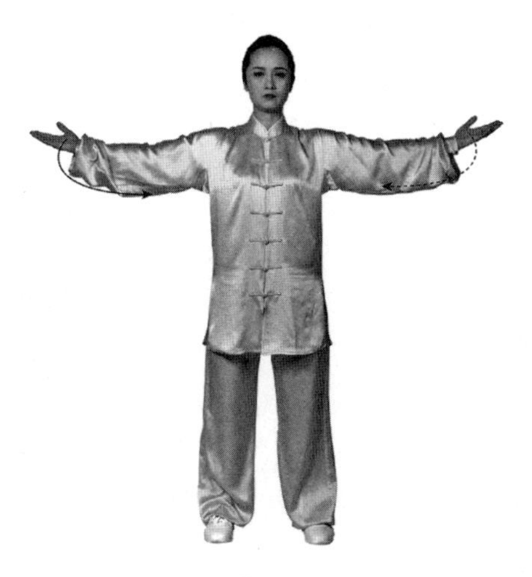

图170

动作四：上动不停。身体微前俯，两掌向前拢气，至体前约与肩同宽时转掌心斜相对，手指向前；目视双手（图171）。不停，身体继续前俯，转掌心向下拢气至两脚前（图172）；随之两膝微屈后伸直，身体直立；同时两臂外旋上捧至约与期门穴同高，再转掌心向下按掌，落于体侧（图173~图177）。

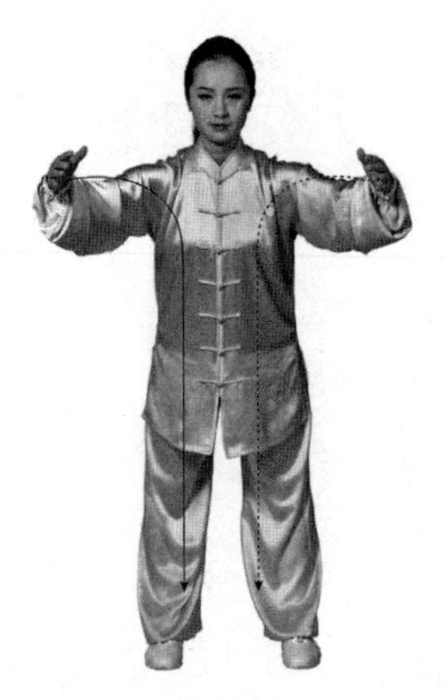

图171

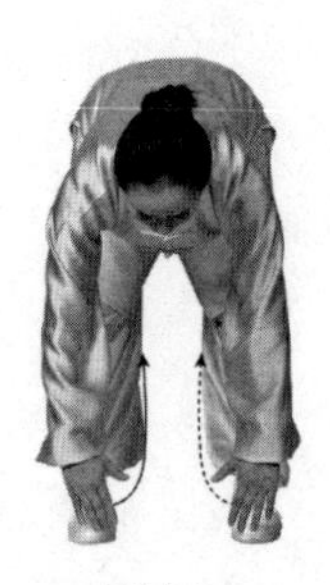

图172

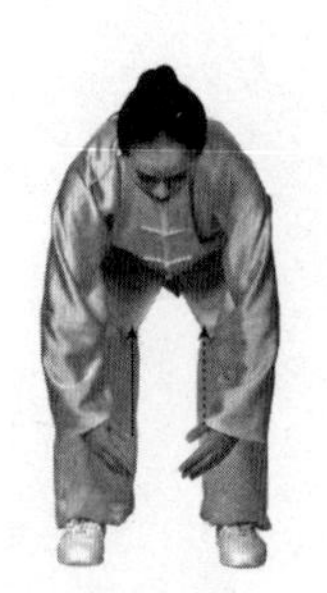

图173

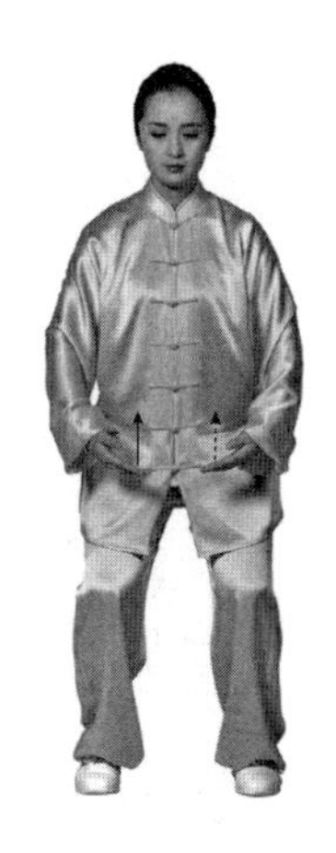

图174

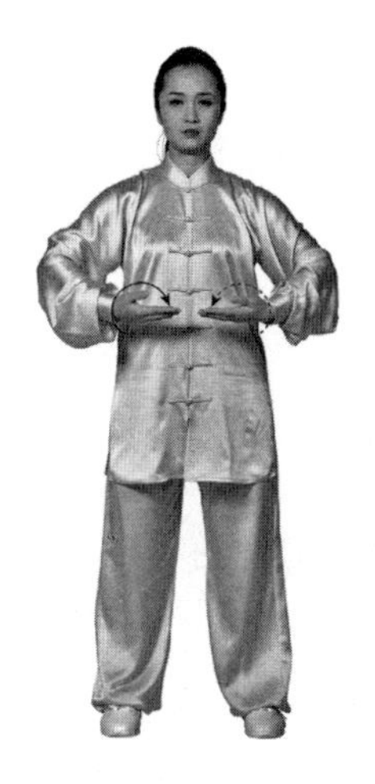

图175

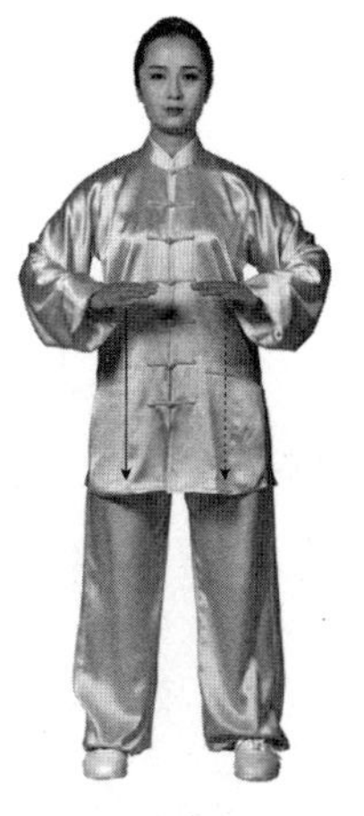

图176

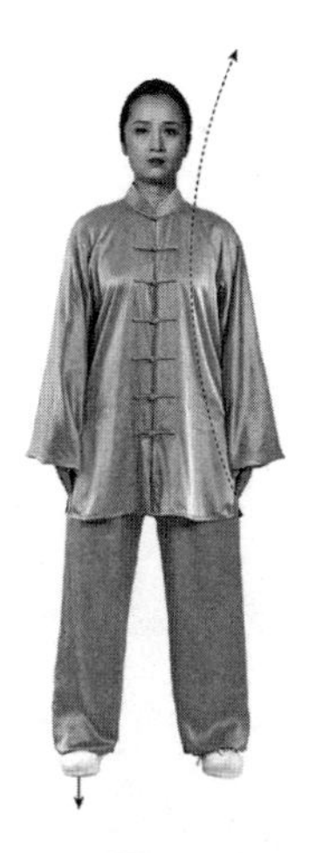

图177

右式动作与动作一至动作四相同，唯方向相反（图178～图188）。

本式一左一右为1遍，共做两遍。

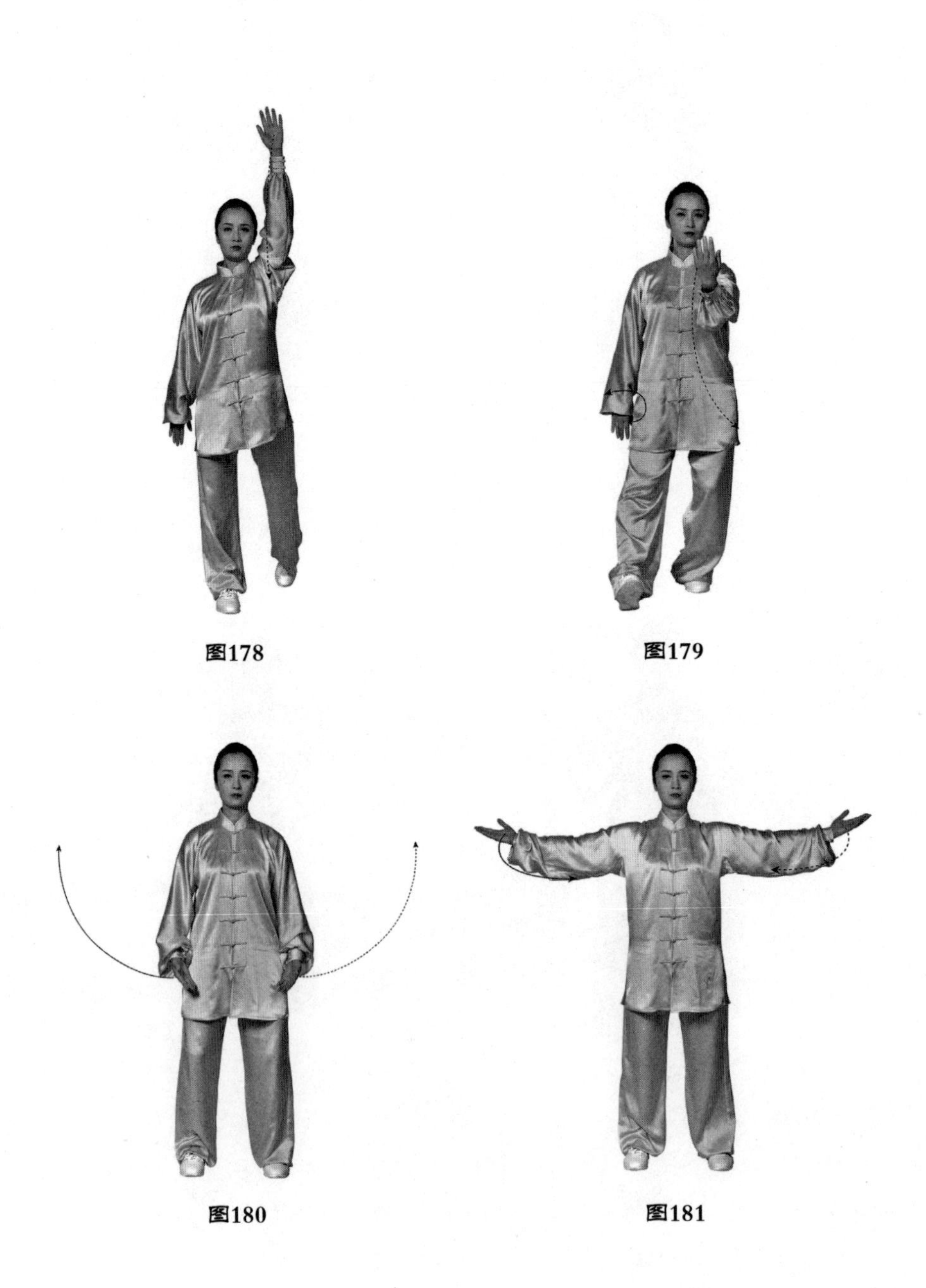

图178

图179

图180

图181

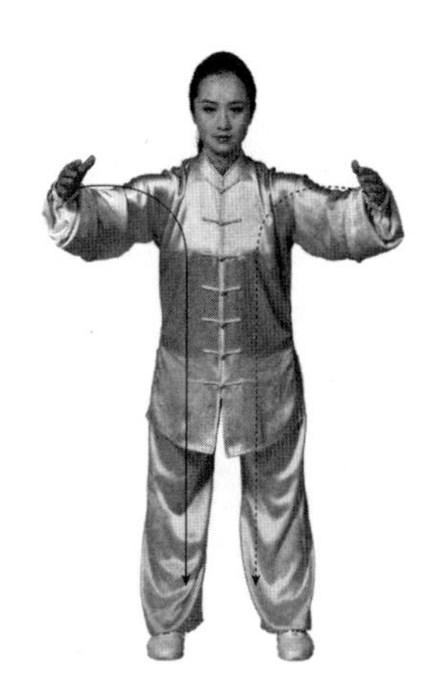

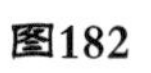
图182

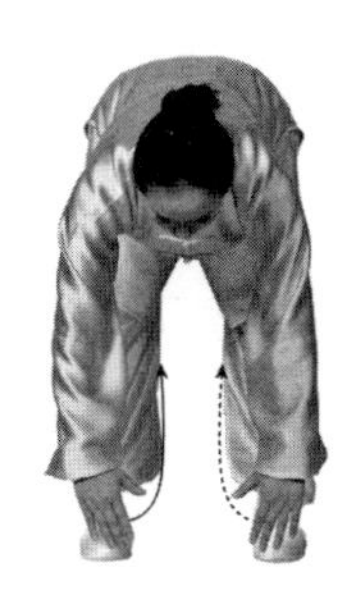

图183

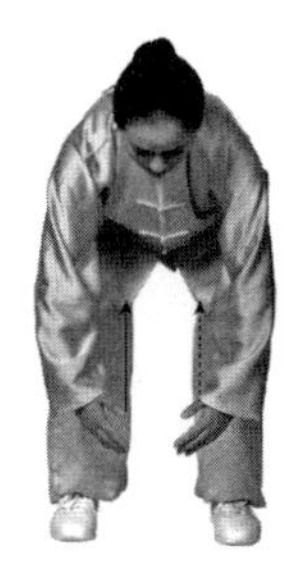

图184

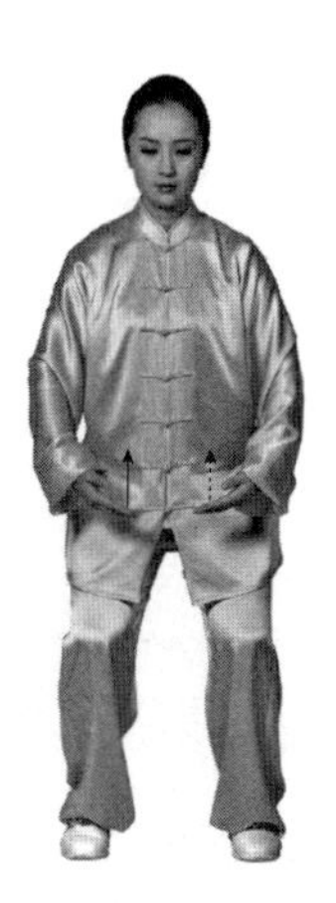

图185

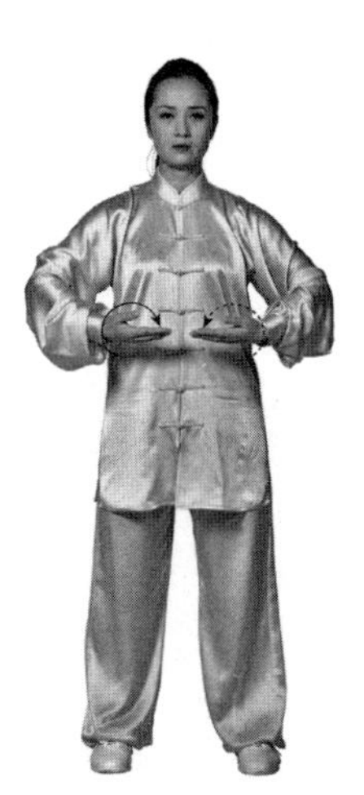

图186

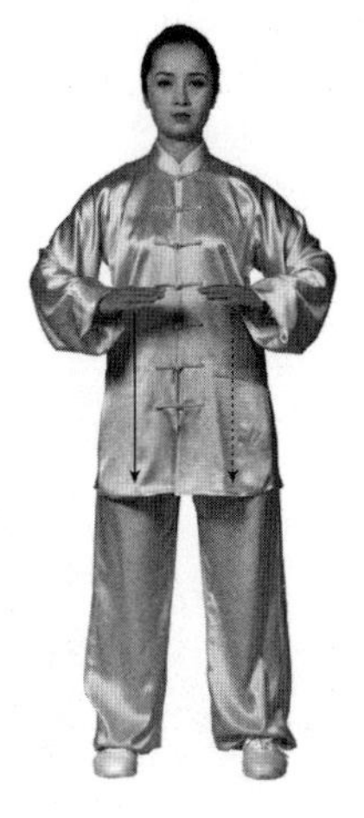

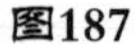

图187

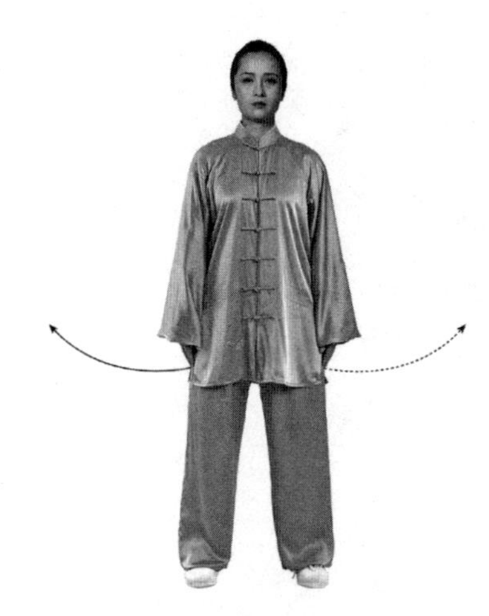

图188

2. 呼吸方法

（1）上步举臂时吸气，后坐落掌时呼气。

（2）收脚托掌时吸气，前俯拢气时呼气。

（3）起身上捧时吸气，转掌下按时呼气。

3. 意念活动

（1）上步举臂时，意想身体上下延长、舒展。

（2）收脚托掌至转掌下按，意想两掌向上托气、向内向下拢气、向上捧气、向下按气。

（3）起身上捧时，意念从脚趾端大敦穴经膝关节曲泉穴至胸部期门穴。

4. 技术要点

（1）上步举手时，通过两手指尖上下牵引，拉伸躯干。

（2）前俯拢气时，两手从两侧向前、向内、再向下的运行路线须连贯圆活。

（3）起身上捧时，两膝先微屈，再上捧。

5. 易犯错误与纠正方法

（1）前俯拢气时，两手的运行路线出现“棱角”。纠正方法：两手从两侧向前、向内行至略宽于肩位置时，开始缓缓向下拢气。

（2）起身上捧时，两膝下蹲幅度过大、时间过长。纠正方法：两膝微屈是一个动作过程，而非定势动作。

（3）起身上捧时，两手上捧位置过高。纠正方法：上捧时两手行至腹侧期门穴高度时转掌下落。

6. 功理作用

（1）手臂伸举旋落，有利于肩部运动不适的预防与调治。

（2）身体折叠前俯，可有效刺激内脏，并有利于脊柱各关节运动不适的预防与调治。

（3）托掌、拢气、上捧、下按的导引呼吸细、匀、深、长，有助于调理气机。

（4）起身上捧时，意念从脚趾端大敦穴经膝关节曲泉穴至胸部期门穴，可以起到调理足厥阴肝经的作用。

收　势

1. 动作说明

动作一：接上式。两臂内旋侧起至与髋同高；随之两臂外旋向上、向前，再向胸前合抱，掌心向内，与胸（膻中穴）同高；目视前方（图189、图190）。

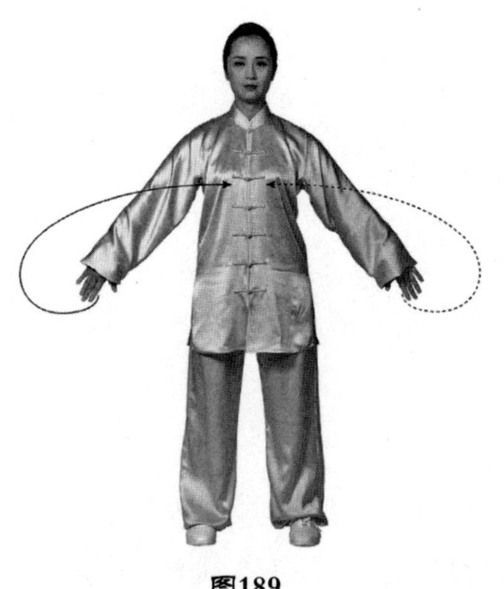

图189

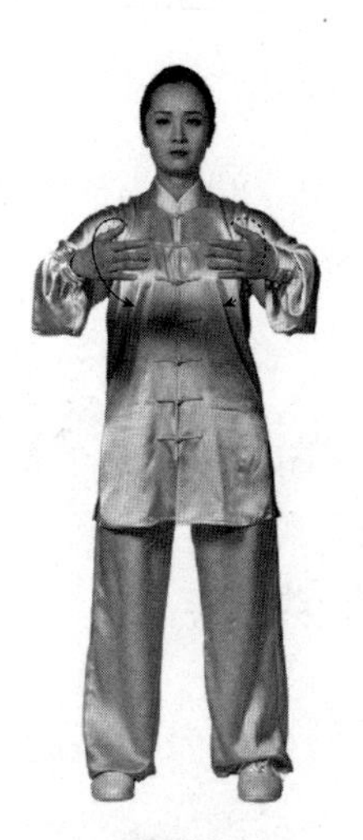

图190

动作二：上动不停。两肘微下沉，两臂外旋，两手收于胁肋部，手背贴肋，随之两手以腕为轴，摩肋后松腕侧起；不停，两臂外旋向上、向前，再向腹前合抱，掌心向内，与腹（中脘穴）同高（图191、图192）。

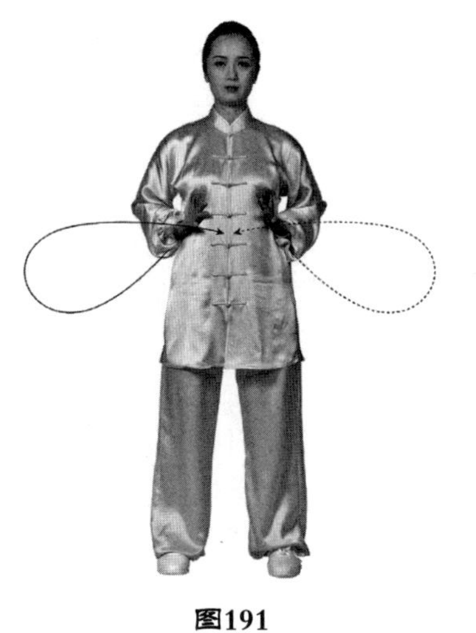

图191

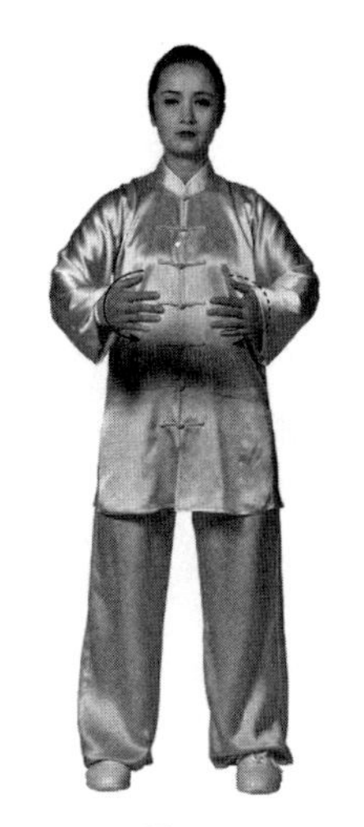

图192

动作三：上动不停。两肘微下沉，两臂外旋，两手收于腰部，手背贴肋；随之两手以腕为轴，摩肋后松腕侧起；不停，两臂微外旋，虎口相交，合抱腹前（神阙穴），略停（图193~图195）。

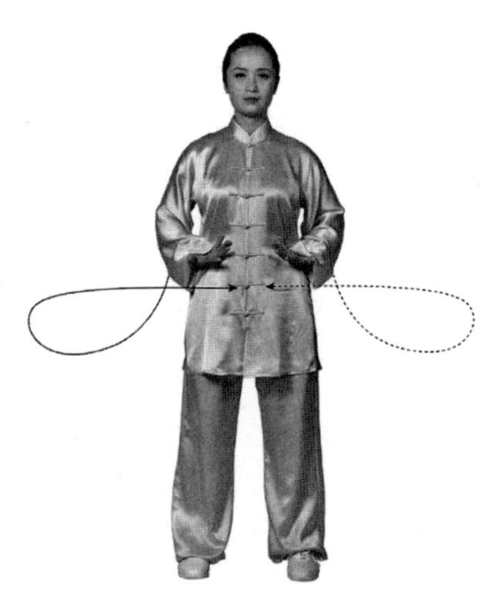

图193

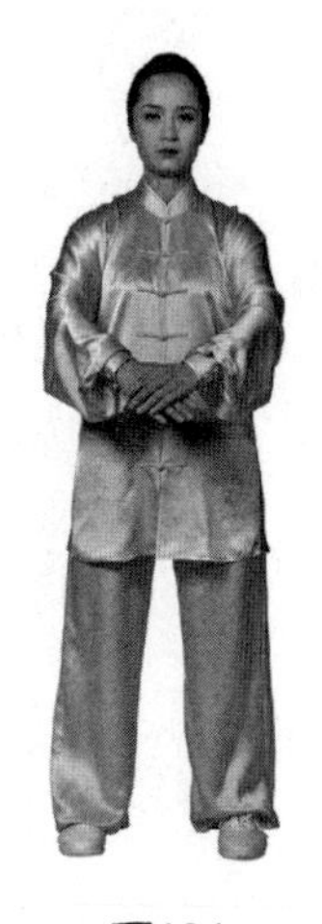

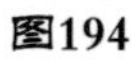

图194

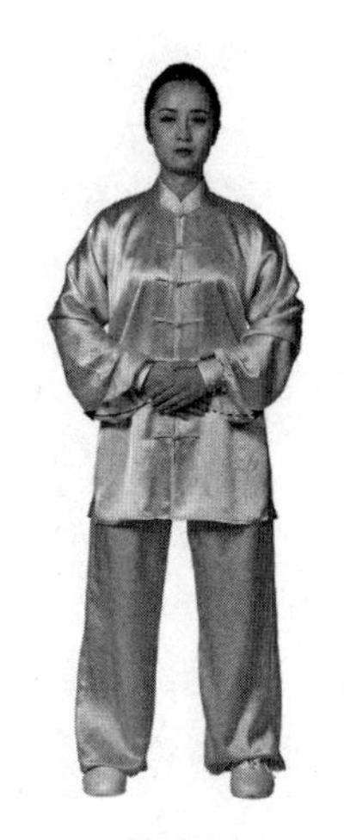

图195

动作四：两手沿带脉摩运分展至腰侧，随之按掌下落，掌心向下；不停，两手自然放松，下落至身体两侧；左脚收回；目视前方（图196~图199）。

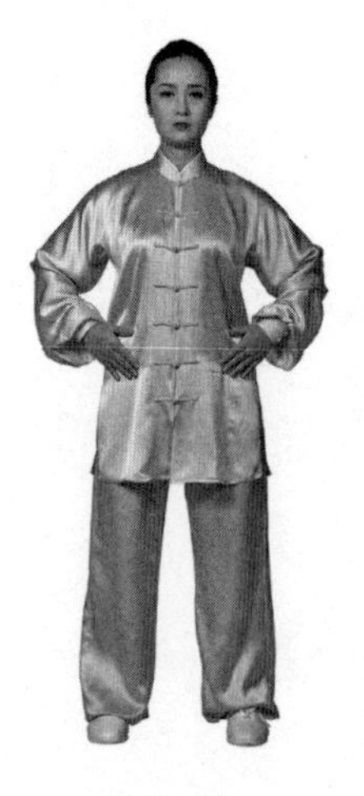

图196

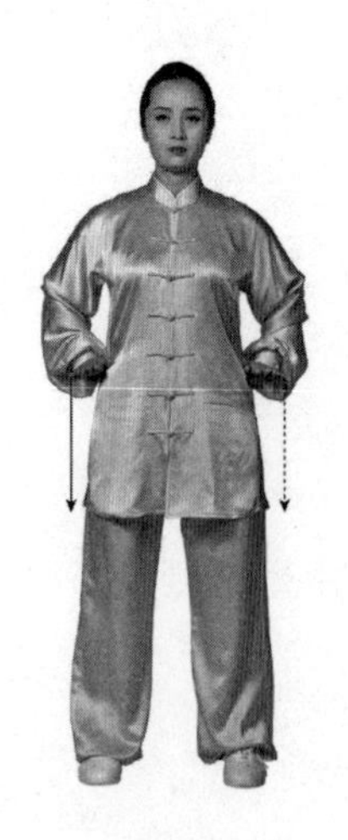

图197

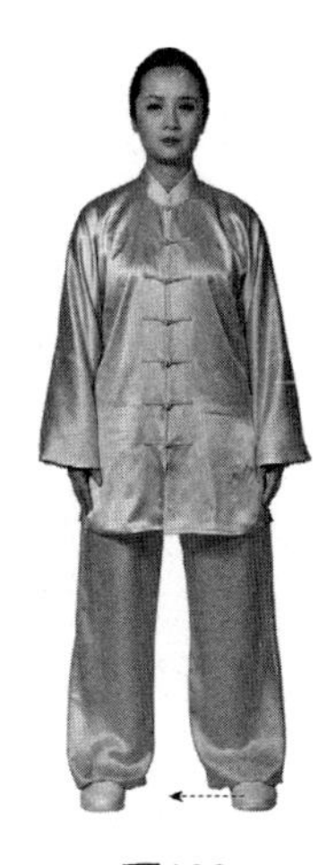

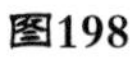

图198

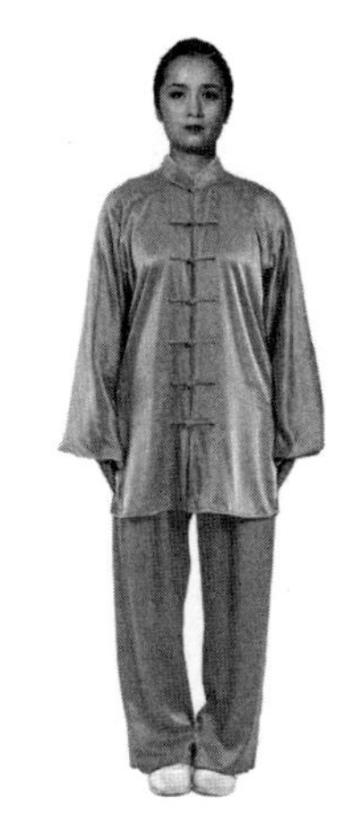

图199

2. 呼吸方法

（1）内旋侧起时吸气，合抱膻中时呼气。

（2）摩肋侧起时吸气，合抱中脘时呼气。

（3）摩肋侧起时吸气，合抱神阙时呼气。

（4）摩运带脉时吸气、松掌下落时呼气。

3. 意念活动

（1）三次合抱时，意想将清气分别灌入胸部膻中穴、上腹部中脘穴、下腹部神阙穴；三次合抱后，两手在神阙穴略停片刻，意注丹田。

（2）两次摩肋时，意想两手腕折叠旋动按摩，随之放松。

（3）松掌下按时，意守涌泉穴。

4. 技术要点

（1）两次摩肋时，注意以腕为轴，带动手背摩运胁肋部；摩运后，手腕随即放松侧起。

（2）三次合抱时，注意掌心劳宫穴分别对应膻中穴、中脘穴、神阙穴。

5. 易犯错误与纠正方法

（1）摩肋结束时，两手腕仍处于旋紧状态。纠正方法：摩肋结束时，两手腕以腰带肩、以肩带臂、以臂带手，顺势松开侧起。

（2）合抱膻中、中脘、神阙时，掌心未对应相关穴位。纠正方法：膻中穴在前正中线上，两乳头连线的中点；神阙穴在肚脐中央；中脘穴在膻中穴与神阙穴垂直连线的中点。找到相应位置，以手心与之相接，提高感知能力。

6. 功理作用

（1）三次合抱，向三处主穴进行定向引气，有助于增强体内外气体交换，同时提高身体感知能力。

（2）引气归元，静养心神。

（3）意守涌泉，平和气息。

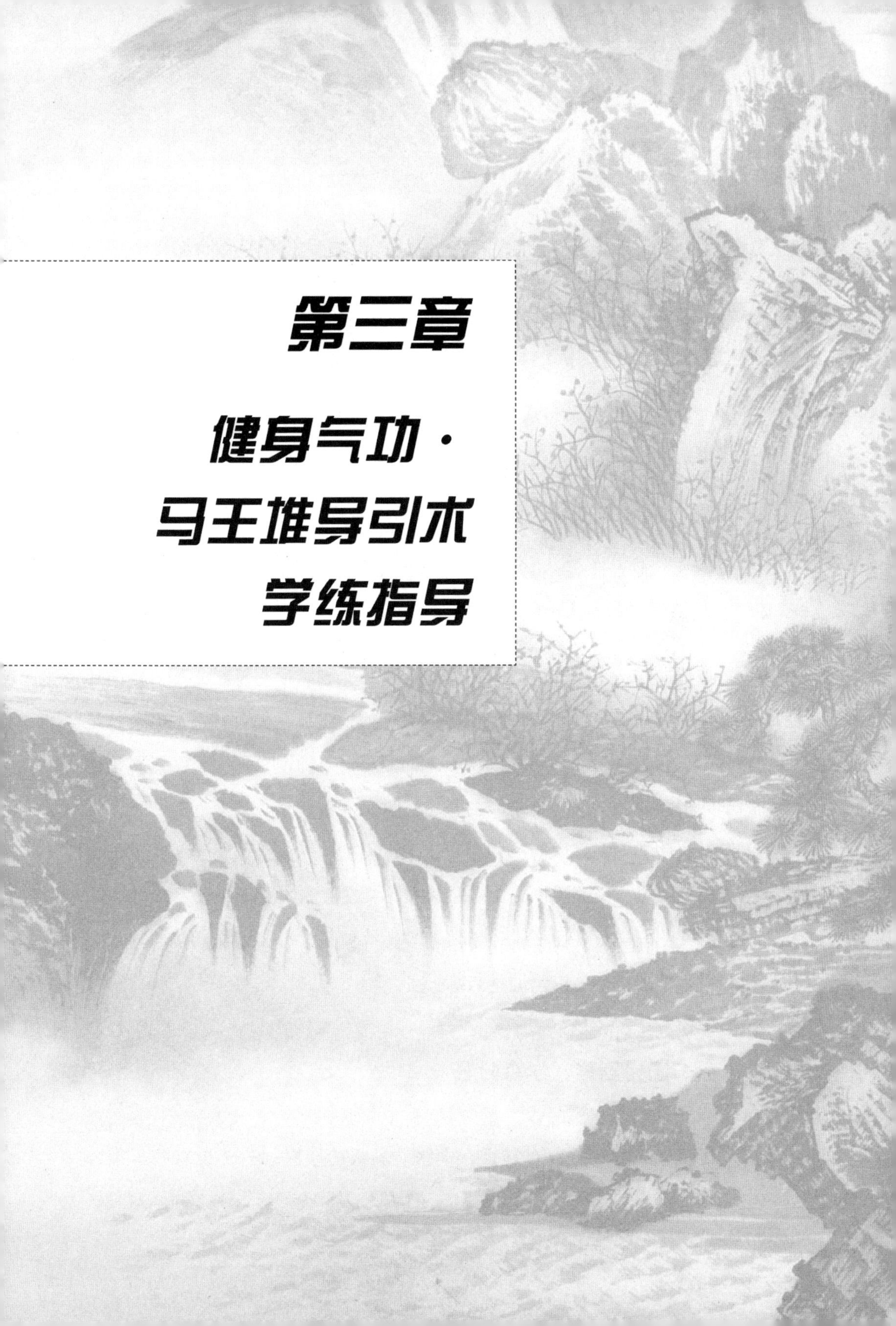

第三章

健身气功·马王堆导引术学练指导

健身气功·马王堆导引术动作看似简单无奇，实则理法并重、内涵丰富、易学难精，既需要掌握诀窍的学，更需要科学持恒的练，方能窥得其中妙处，而渐达登堂入室之门，取得修身养性之佳效。总结既往的学练经验，本章根据由浅入深、由易到难、由术而道的学练规律，简要介绍以下学练内容。

第一节　学练方法

掌握一门技术技能，都有特定的方法和原则。学与练是必不可少的环节，学而有法，练贵得法。“学而不厌”的“学”字是会意字，本义就是“学习”的意思。“其学甚博”（《韩非子·外储说左上》），意思是他的学问很渊博，“学”是学问的意思。学有学习、模仿、学问的意思，是人们在生活学习锻炼中的一种自我认识过程。练就是练习、操演的意思，通过反复练习才可能巩固、提高某种技术技能，具有显著的健身成效。学练健身气功·马王堆导引术，学要明理，练要得法，要遵循功法的内在规律和锻炼原则，持之以恒地学与练。

一、由易到难，学练分层

传统气功习练一般有初级、中级、高级的层次划分，也有分下乘、中乘、上乘的境界描述。道家气功则分为炼精化气，炼气化神，炼神还虚，炼虚合道四个有机联系的练功阶段。学练健身气功·马王堆导引术的整个过程，同样是由易到难、逐步分层进行习练，要遵循循序渐进的练功原则。

健身气功·马王堆导引术整套动作共计十二式，每式动作既可单独练习，也可整套练习。对初学乍练者而言，要从基本外形入手，待技术动作熟练后配呼吸，最后再加意念练习，进而做到“三调合一”的身心境界。

首先是技法层。从技术动作的规范性入手，熟练掌握功法的手型、步型、身型，手法、步法、身法等，也就是动作的外形与路线要清晰，节分点要明确，点、线、面的运动轨迹要清晰。这个层面同样是意气形的综合锻炼，但意念主要是帮助调整形体动作合乎功法的要求，强调自然呼吸，重点是肢形体动作要规范，并符合锻炼要求。

其次是呼吸层。按照起吸落呼、开吸合呼的规律，将肢体动作与呼吸相配合，进行强化练习。主要呼吸形式有自然呼吸和逆腹式呼吸等，可根据姿势变化或劲力的要求灵活选用。通过循序渐进的呼吸强化锻炼，使呼吸逐步达到细、匀、深、长的程度。

再次是意念层。每节的动作中都有意念活动的要求，主要在经络走向以及起止点。如挽弓式，左右伸臂时，意念从肩内侧（中府穴），经肘窝（尺泽穴）注到拇指端（少商穴）。随着习练者形体动作的熟练掌握、呼吸的自如运用，这时可以逐步体会本功法特有的意念活动。当然，意念不可无，但亦不可重，要似有非有、似守非守，合理把握意念的轻重。

最后是内外合一层。通过长期练习，外形动作、呼吸、意念配合达到纯熟精细化后，会有一种舒适忘我、吾寓功中、功韵再现、融于自我的练功绝佳状态，此时有形有意皆为假、无形无意方为真，与天地融合的身心境界豁然开朗。

二、熟练技法，明白功理

俗话说“熟能生巧”“拳打千遍身法自然”“拳打万遍神灵自现”。学练任何一门技术，都需要熟练掌握清晰的技法，并加以千锤百炼的体悟。习练健身气功·马王堆导引术，首先在动作技术基本掌握的基础上，需要进行反复练习，尽可能把动作定型，让人体肌肉有感觉，呼吸有感觉，意念有感觉，甚至人体的某条经络或某个穴位都会有感觉。如果三天打鱼两天晒网，甚至光凭想象而不付诸实践，要想收获理想的身心健康，必然是空中楼阁，竹篮打水一场空。其次要知晓并反复体悟功法功理。只有深刻认知、理解每个功法动作的健身原理，练功才会更加具有针对性、主动性，否则，知其然而不知其所以然，瞎子摸象、认知不全，练功就会存在盲目性，效果就会大打折扣。健身气功·马王堆导引术旨在疏通经络，故练功是以循经导引为主，如龙登，强化激发的是足太阴脾经的功能作用，因此在引背两手上举时，意念是从隐白穴到大包穴。倘若仅是完成了功法动作，不明白要激发经络这一健身原理，缺失意念活动运用其中，则很难调理到足太阴脾经。由此可见，明白每个功法技术的运动规律和健身原理，并加以持之以恒的体悟锻炼，技法自然精熟，功理自然贯通，功效也必会显现。

三、引体令柔，畅通经络

引体令柔，主要是指通过对人体的关节、筋、肉、骨、膜的牵拉拔长、屈伸拧转、开合折叠的运动练习，使肢体动作由开始的僵硬、不协调，逐渐呈现出松柔圆活、节节贯穿的运动状态。学练功法的过程，是对肢体动作不断改善的过程，也是提升人体各部位的屈伸能力，发展人体的柔韧性、灵活性，进而提高人体稳定性、耐久力的过程。对于滑利关节、松解黏连、疏导经脉、畅通气血都有所帮助。针对学练过程中的旋转屈伸、抻筋拔骨的动作细节，习练者应该细心体会、强化锻炼，只有不断地牵拉肢体关节，才能达到身体柔顺的练功效果。

循经导引是健身气功·马王堆导引术较为显著的功法特点，十二式动作分别对应人体的手太阴肺经到足厥阴肝经等十二条经脉及任脉、督脉，在功法的学练过程中，要了解经脉的基本路线，便于掌握动作要领，达到更好的健身效果。所以在习练功法过程中，首先要了解这些人体经脉的路线走向，熟记主要穴位，甚至每条经脉、经络与脏腑的关系，从而了解中医理论，特别是经络学说、阴阳学说等基本理论知识。如折阴动作，双掌沿下肢内侧上行，意念从脚趾端的大墩穴，经膝关节的曲泉穴，至胸部的期门穴。如果不熟悉经络的走向、主要穴位的位置，练功中要想准确做到意念的运用，将无从下手。

四、涵养道德，修养心性

健身气功是一门促进身心和谐的学问。尽管学练功法的目的、层次存在不同，但要想取得最优化的练功效果，不仅需要功法技术的锻炼，还需要加强心性的修养，特别是道德的涵养。《抱朴子》说："若德行不修，而但务方术，皆不得长生也。"《黄帝内经》强调："所以能年皆度百岁而动作不衰者，以其德全不危也。"由此可见，古人教授弟子往往不是优先教授功法技术，而是要求先修养心性，做好"炼己筑基"之功。《礼记·礼运》说："大道之行也，天下为公。"这是古人对于理想社会的憧憬，也是习练健身气功·马王堆导引术追求的高尚境界。以"天下为公"来规范和约束自己的行为，那么其生命运动就必然符合自然规律，使习练者真正进入了真、善、美的境界。

俗话说"练功不修德，必定要着魔""功从德上来，德为功之母"。涵养道德是修养心性的主要内容，包括树立正念、陶冶性情、对治习气、增益禀赋等内容，是一个人在意识活动受到外界严重干扰的情况下锻炼意识的自我控制能力，可以说是更高层次的调心锻炼。一个人的练功时间总是有限的，只有在生活中始终注意涵养自身的道德，方能使精神宁静而不浮躁，意气中和而不偏颇，促使练功逐渐达于道，而不是滞于术，即所谓"道生之，德蓄之"。涵养道德要时时修、天天修、月月修、年年修，力求做到"无事时，敬在里面；有事时，敬在事上；有事无事，吾之敬未尝间断"，从而在"人生不如意者常八九"的生活环境里，把握好自己的情绪，控制好自己的心情，不生不切实际的妄念，进而形成良好的心理平衡，维护内环境阴平阳秘的身心健康状态。

第二节 习练要领

调身、调息、调心，是健身气功锻炼的三大要素。习练健身气功·马王堆导引术，必定是形、气、神三者的综合锻炼。遵循“以意导形，以形导气”“手足相合，上下相随”“呼吸自然，动息结合”“外引内导，体悟自然”的习练要领，练功可取得事半功倍的效果。

一、以意导形，以形导气

古人认为，“形”与“神”是构成人体生命的两大要素，相当于西方“身”与“心”的概念。神为心智活动的总称。《灵枢·本神》将心智变化分“心、意、志、思、虑、智”六种层级与变化，即“所以任物者谓之心；心有所忆谓之意；意之所存谓之志；因志而存变谓之思；因思而远慕谓之虑；因虑而处物谓之智”。意思是说担任生命活动的叫作心，心中有所念想叫作意，心意一直存想就会形成志，因心有志而欲变化叫作思，思考由近至远为虑，认真思虑而后毅然处理事务为智。心神藏于身形之中，支配身形的活动；“以意导形”为最基础的身心活动，随着功法练习的深化，习练者应该随之进化到“以志导形”，一心一意的存想形体与动作；“以思导形”“以虑导形”，开始探讨与思索肢体的可能性与动作的可变化性，并且要深思熟虑；最后达到“以智导形”的境界，形神统一，身心合一，没有精神与肉体的隔阂。

形中的精华称为“精”，神与精交感生“气”，为神与精的活动现象，所以“精、气、神”合称人身三宝，是人存活的三大基本要素；其中，气作为形、神之间的介质，能涵盖“形、精、神”三者的功能与状态，因此养生以养气为主。传统文化认为，气是构成世界的最基本物质；宇宙一切事物，都是气运动变化的结果。而针对人身之气，中医学认为可以分为两类：一类为人体中的精微物质，如气、血、津液；另一类为人体的生理功能，如元气、宗气、营气、卫气等。具有生命力的人体之气，以藏在人肾中的先天精气为根本，配合饮食的水谷精气与呼吸的清气，通过脾、胃、肺的功能而生。具有推动、温煦、防御、固摄、气化等作用，以维护人的正常生命活动。但气的生成与功能有一个很大的问题，除了控制饮食与呼吸，人无法直接掌控肾、脾、胃、肺的功能与气的推动、温煦、防御、固摄、气化等作用，它们是自主的、不随意的。这个状况与西方医学中肌肉运动分随意肌与不随意肌的特点雷同，人可以控制四肢百骸的随意肌，却不能控制五脏六腑的不随意肌。然而，中国传统医学中的经络理论完美地解决了这个问题。经络遍及全身的上、下、内、外，连结五脏六腑与四肢百骸，使内、外成为一个完整的有机整体，而经络的生理功能——“经气”能联系全身各部，输送气血，濡养全身，并具有感应、传导、调节等功能。透过肢体的活动，能够牵拉经络，影响脏腑，甚至于能精确地引导肌肉的经筋系统，能刺激相应的脏器活动，这种间接的导引就是“以形导气”的基本意涵。尤其值得注意的是，以意念引导形体，有意识地控制肌肉或由内而外，或由外而内，或由下而上，或由上而下，或由右而左，或由左而右，有序地抻拉关节，缩张肌肉，鼓荡气血，引导血流方向，达到基本的“以意导形，以形导气”的现象。

二、手足相合，上下相随

健身气功·马王堆导引术习练时要求“以意导形，以形导气”，是以形体为核心来导引气的方法。因此，对人的形体的了解与形体的控制要领，成为本功法习练时也要掌握的要领。《论语·微子》中“四体不勤，五谷不分”这句话中的“四体”一词，是最常见的对人体部位的基本区分。四体，指的是将人体分成四个部分，一般来说指人的两手、两足。但是，在运动学中身体分为四肢与躯干，传统运动学中有四体之说，指的是“头、足、身、手”，其中躯干的部位强调“头”的重要性，也有“五体”之说，指“头、足、身、手、腰”，突出“腰”在身体控制中的特性。此外，有“三体各分三节”的“九节”说，指人体分躯干、上肢、下肢等三体，三体各有三节，躯干分头、胸、腹三节，上肢分手、肘、肩三节，下肢分胯、膝、足三节，共合九节。

人的身体表面看起来是一个整体，其实是一个复杂而精密的生命结构。一个动作虽然是随心而起，却需要细密的动作协调过程。只要起心动念，神经传达指令就会到达相关肌肉，让肌肉收缩，牵拉相应骨骼，让关节活动，移动一系列的肢体，产生动作。这一动作的产生，可能会破坏身体原本的平衡，挤压或牵拉身体其他部位，因此会有一系列相应的肌肉、骨骼、关节产生活动，使身体不至于因此失衡，或与该动作相互呼应，从而能完美地达到动作目的。

要达到“手足相合，上下相随”习练要领，首先，要能清楚区分身体各个区块及其连接点。躯干分头、胸、腹，通过颈、腰连接，有脊柱各椎体、下颌、锁骨、胸骨、肋骨、骶骨、尾骨、骨盆等相应关节；

上肢分上臂、前臂、手，有肩、肘、腕三个关节；下肢分大腿、小腿、脚，有髋、膝、踝三个关节。其次，肢体与关节的活动要能协调呼应。“手足相合”要求四肢的协调，产生相对应的动作；初步要求双手、双足的左右协调，同侧的左手与左足、右手与右足的上下协调，斜对称的左手右足、右手左足的协调；进一步则要求四肢各区段与关节的呼应，做到“肩与胯合，肘与膝合，手与足合”的“外三合”之境。然而，手足相合，却有赖躯干这个中轴的稳定。躯干之头在上，胸居中，腹居下；头有五官，为平衡中枢，胸连手，腹连足，腰连胸腹，沟通手足。头、手、足，即上、中、下；“上下相随”需要立身中正，以“头为帅”来维持全体平衡，以“腰为轴”来带动四肢。

三、呼吸自然，动息结合

呼吸，一般指呼为吐气于外，吸为纳气入内，所以呼吸或称“吐纳”，一呼一吸为一“息”，是人体为维护生命而进行气体交换的自然现象。人体会根据身体活动的需求去调控呼吸的方式，除呼吸频率、呼吸深度外，呼吸所调动的肌肉群、所影响的身体部位也会随之变化。呼吸的方式有几种分类，有以气体出入的门户为区分的。正常呼吸的气体出入门户为鼻子与嘴巴，所以有一般的鼻吸鼻呼方式，也有鼻吸口呼，或鼻吸口鼻齐呼，或顺带吐气发声，藉以带动更大的肌肉放松或力量。一般忌讳口吸口呼，至于口吸鼻呼、口鼻齐吸口呼或口鼻齐吸齐呼，则甚为少见。有以呼吸或主动，或被动所鼓动的部位来分类的。如吸气胸部鼓起，吐气胸部松落的胸式呼吸，或吸气腹部鼓起，吐气腹部松放的腹式呼吸。这两种都属于正常的呼吸，一种为逆式呼吸，要求吸气缩腹，吐气鼓腹的腹式逆呼吸；另一种为吸气收胸，吐气放松的胸式逆呼吸。此外，还有体呼吸，是以全身毛孔为呼吸吐纳管道的呼吸方式，庄子甚至于说“真人之息以踵”。

诚如前述，呼吸是一个自然现象，鼻子作为人类呼吸系统中最外部的吐纳器官，鼻吸鼻呼是最符合正常状态的，然而为适应身体活动的需求，呼吸方式会自然地产生改变，以适应动作的需求与耗氧量的变化，因此会有口部的呼吸或腹部收缩等现象介入，以便快速换气。而呼吸中的胸式呼吸、腹式呼吸，包括体呼吸与踵呼吸，其实是呼吸过程中肌肉力量传导的感知现象。人全身的肌筋膜等软组织与骨骼等硬组织构成一个相互连贯的整体，呼吸过程中呼吸肌群收缩与伸张会传导到全身。但是当人呈站立姿或坐姿时，需维持身体直立，会使腿部及脊柱的局部肌群紧张，从而限制了呼吸肌的力量传递，因此仅感知到胸部的活动，为胸式呼吸。然而改为仰卧姿时，由于脊柱及腿部肌肉放松，呼吸肌的力量能由胸传导至腹部，形成腹式呼吸。至于感知灵敏，并能将全身肌肉放松的人，自然能感受到呼吸力量传递到足踵或全身的每一个部位，一呼一吸间宛若全身毛孔舒张开合，与天地交泰共鸣。这样的现象可以通过锻炼一步一步达成，但是一切以放松自然为主，呼吸要自然平和，不要刻意憋气。

呼吸由呼吸肌的力量传导，产生呼吸的吞吐、胸腹的开合、躯干浮沉的细微身体现象。马王堆导引术动作的起落、俯仰、伸缩、折迭、曲屈、旋扭也产生骨骼肌的力量传导，同时挤压或放松胸腔与腹腔，影响呼吸的现象。呼吸为自然现象，而动作为自主行为，因此呼吸吐纳要配合身体动作，以身为主，自然而然地与之相应，这就是本功法习练中要把握的又一个要领。

四、外引内导，体悟自然

《庄子·刻意》曰："吹呴呼吸，吐故纳新，熊经鸟申，为寿而已矣，此道引之士，养形之人，彭祖寿考者之所好也。""道引"即"导引"，晋·李颐注导引一词为："导气令和，引体令柔。"人身，"内而精气与神，外而筋骨与肉"。所谓"内练一口气，外练筋骨皮"，即内导气，外引体。以健身气功·马王堆导引术习练的第一要领"以意导形，以形导气"来说，导引要"以意导形，引体令柔，以形导气，导气令和"，即先外引体，后内导气，是为"外引内导"。

"以意导形，引体令柔"，以意念引发动作，既收缩肌肉也延展拮抗肌群，牵拉骨骼关节，让全身软组织松柔，没有纠结，使关节间隙加大，令血管与神经不受压迫，气血畅通，没有精神与身体的压力，身柔而神松。"导气令和"一般意指通过导引呼吸，令其调和，以配合肢体运动，从而达到调整体内气血的目的。从本功法"呼吸自然，动息结合"的习练要领可以知道，呼吸的调和靠的是身形引导，动作调和了，呼吸才能调和。然而，如前所述，"以形导气"所导之气，为人体中的精微物质——气、血、津液，与人体的生理功能——元气、宗气、营气、卫气等具有生命力的人体之气。"以形导气，导气令和"不但是要以动作调和呼吸，更强调透过肢体动作可以刺激经络与经筋，影响人体之气，让气血畅通，内脏机能和顺。

人体之气除了精微物质与生理功能之外，还有一种机械功能的气，即肢体活动的功能之气。与不具主观能动性的生理功能之气不同，肢体活动功能之气接受人的意念所控制，这种气是否和顺，与人的肢体控制技能有关。肢体活动功能是一种机械功能，受身体结构所影响，动作是否和顺，与肢体在时间、空间中的分配有关，是一种力量运使的技巧。这种技巧源自人体的自然结构所拥有的使用原理与原则，然而，正因肢体活动具有主观能动性，所以人往往没有依循自然法则去使用肢体。因此，在健身气功·马王堆导引术的习练过程中，必须了解身体结构，在运动中知觉肢体活动的现象、觉察运动规律、发现动作原则、体悟源自人体结构的自然功能，使肢体机械运动功能之气趋于和顺。

全套健身气功·马王堆导引术的习练要领，从“以意导形，以形导气”开始，继而“手足相合，上下相随”“呼吸自然，息随身换”，最后回归到核心理念“导引”“外引内导”，其目的都在“体悟自然”。以心为主，从习练健身气功·马王堆导引术的身体活动现象，感悟身体自然的生理与机械功能，让人与自己的身体和谐共处，达到身心合一、天人一体的境界。

第三节　练功阶段

学习始于模仿，肢体动作的学习从形体模仿开始，由外而内，从外在动作的熟练，进阶到内在神意的体会，没有外在形似的基础，则内在的体验不会扎实。因此，健身气功的锻炼会划分相应的练功阶段，作为学习的阶段步骤，让由外而内的身心体验建立在实练与实证的基础上。马王堆导引术练功阶段由外而内、由身到心，分为“初步塑形，熟练动作”“内观觉知，体验导引”“象形会意，改变习气”三个练功阶段。

一、初步塑形，熟练动作

健身气功·马王堆导引术练功的第一阶段为观察并模仿老师的动作，学练招式，同时配合动作要领，在反复的练习中熟练动作，对身体进行基础的身形塑造，改变身体素质，并建立新的动作模式。这个阶段的训练分为两个部分，一是“以意导形，引体令柔”。利用导引术功法动作的旋转屈伸、松紧交替，进行抻筋拔骨，拉伸全身肌、筋、膜与关节囊，让关节间隙打开，建立良好的柔软度，让身体能依照健身气功·马王堆导引术功法动作进行初步的动作塑形；进一步锻炼后，提升身体素质，改变身体形态，完成身体的塑形，使身体结构完全适合健身气功·马王堆导引术的要求。二是“由熟练而渐臻协调”。首先是动作要熟练，要求反复练习，尤其注意单一动作的反复练习，让大脑产生新的动作程序，使动作形成自动的运动行为；动作熟练后，渐渐地肢体就能协调，知道如何适当用力，这时可以依照健身气功·马王堆导引术“手足相合，上下相随”的习练要领进行锻炼，初步达到“心与意合，意与力合”，慢慢地能“意在力先，形意相随”，动作自然舒缓圆活；同时，随着体能的增加，动作的协调，呼吸也会逐渐与动作相调和，进入“呼吸自然，动息结合”的状态。

二、内观觉知，体验导引

子曰：“行有余力，则以学文。”相同的，当动作熟练，能够意在力先，习练者才能由外而内，锤炼“内观觉知，体验导引”的功夫。

（一）内观觉知

内观又称内视、内炼，指用心神向内观察自我的方法；觉知是指透过内观来觉察身体，并知道身体的结构与功能的变化。内观觉知是一种锻炼本体感觉，并建构身体观的手段，同时能提高身体觉察能力，使意念控制身体的能力更为细腻。内观是向内观察身体的结构与功能，基本上是一种个人的、自我的主观体验，不具有普遍性，然而人的身体结构与功能却具有解剖与生理的共性，所以锻炼“内观觉知”的功夫，首先，要了解人体结构与生理功能，学习人体解剖学，特别要了解运动生物力学，明白人体机械的运动模式，清楚力量如何透过肌肉收缩，经由关节与骨骼进行传导。其次，学习传统中医学中脏腑、气血津液、经络等学说，了解气血运行、经络与筋经走向、经络与脏腑的关系。有了这样的知识为基础，健身气功·马王堆导引术的习练者才能在练功时，立足于传统运动学动作原则，诸如“头正颈直，百会虚领”“松腰坐臀，开膝敛臀”“沉肩、坠肘、坐腕、力贯指梢”等要领，向内觉知身体肌肉的张缩、力量的延展、关节的传导、三体九节之间相互连动的关系，逐步建立肢体功能之气的调和，达到“以形导气，导气令和”的基本现象。随着功力的加深，习练者可以感受到因为肌肉松紧交替挤压血管，以及关节传导推动血液，所形成的气血流动的现象，也可以感知到肌肉连结所形成的筋经路径，骨骼、关节、肌筋膜有序化活动所产生的气力路线，甚至于可以觉知到气脉、经络与脏腑的活动功能。

（二）体验导引

体验导引不仅指要对“以意导形，以形导气”进行内观觉知，体验骨骼、关节、肌肉与力量的传导，以及气血的导引，更重要的是在阐述“意、形、体、气”之间的主、从关系。以盲人与导盲犬之间导盲的主、从关系为例，盲人示意导盲犬前行，此时盲人主动，导盲犬被动；当导盲犬感知到盲人给的信息而前行，会牵拉盲人与导盲犬之间的锁链，产生有力量、方向与强度的张力，盲人感知到这个向量，会调配行进方向和速度，与导盲犬配合，此时导盲犬主动，盲人被动。如果盲人反应慢了，锁链完全绷紧，就会被导盲犬拖着走，此时不是导盲犬要慢下来，就是盲人要追上去；反之，盲人反应快了，锁链太松，盲人一时之间将不知何去何从，总之要从张力上获得回馈，进行调适，取得协调。所以，导引中“意、形、体、气”具有主、从的现象，而且主、从之间的角色地位经常交换，需要时时予以感知与沟通。在这个例子中，意是盲人，形为导盲犬，指肢体要达到的外形；体为锁链，指肢体；气为整个盲人与导盲犬的导盲行动。盲人指挥导盲犬，导盲犬引领整个行动，然而锁链的张力必须柔和，不松不紧，整个导盲过程才能调和；如果不调和，回馈从锁链张力得知，而盲人与导盲犬必须调整自己的行动。这一整体“以意导形，引体令柔，以形导气，导气令和”的导引习练，以肢体肌肉张力是否柔顺为回馈核心，以内在心念和肢体外在形象为调控，希望取得整体行动的和谐，而这一切都立足在内观觉知的身体感知、心念对肢体的沟通与控制，以及正确的肢体外形标准。所以，第一阶段和第二阶段的功夫都是以练形为主，不过以内观觉知来加强身体知觉，深化意念对身体的操控能力，确认精确的动作对“导气令和”的影响，明白地点出肌肉张力是否柔顺是动作正确性的衡量标准与回馈机制，这正是“形不正则气不顺，气不顺则意不宁，意不宁则神散乱”的最佳写照。

三、象形会意，改变习气

马王堆导引图所描绘的44个动作，虽然大致可以归为五类（第一类为仿生导引动作，第二类为治病动作，第三类为行气动作，第四类为壮力动作，第五类为按摩动作），但是其名称大多为动物动作名，以及以“引”字为开头，说明其以所治之病为名。健身气功·马王堆导引术从中选取17个动作，结合十二经络理念，编创了十二式的循经导引术动作。所以本功法以“象形会意，格物致知；循经导引，改变习气”为练功的第三阶段。

（一）象形会意，格物致知

象形，指模仿动物活动之外形；会意，指体会动物活动之内意；象形会意的具体涵义即“格物致知”。孙禄堂曰：“人为万物之灵，能感通诸事之应。”藉由“象其形”，人以其灵智，可以感知所模仿之物的物性，进而通达其活动的性理，所以能“会其意”。健身气功·马王堆导引术第一阶段功夫为“以意导形，导体令柔”，属于基础练形，要求动作协调，目标为“手足相和，上下相随，心与意合，意与力合”；第二阶段功夫为“以形导气，导气令和”，属于内化练形，内观觉知，感知身体张力，精确调控动作，目标为“力与气合，息随身换，呼吸自然”；第三阶段功夫依然是练形，但在要求“象其形”的基础上，“会其意”“得其理”，最后要“格物致知”。人模仿动物动作尽管再像，由于身体结构不同，终究不会一样，只能求其神意，然后在人体的结构限制下，通过转化表现出来，而非模仿；此时的动作已非动物动作，而是以人体的结构与动作，来呈现动物动作的意象，这种境界已经是一种超越物种结构，以人体来展现宇宙真理之美的表现。

人类向往鸟类飞行的自由，一开始模仿鸟类双翼，设计双翼的扑翼飞行器，实践证明这种仿鸟飞行的设计是失败的。1809年，英国科学家凯利提出应该将推进动力和升力分开考虑的概念，从此人造飞行器进入固定翼的时代。早期人类仿鸟飞行的失败归因于缺乏对空气动力学的认知，在空气动力学理论指导下人类研究鸟类飞行空气动力学，为飞行器性能的提高做出了重要贡献，因此一味地模仿而不明其理，是不可取的。以健身气功·马王堆导引术第九式“雁飞”为例，这个动作不仅模仿大雁飞行，还应意想当大雁运用空气浮力翱翔，并且因气流左右转向，导致双翼一上一下的动作。雁飞动作中，双臂为雁翼，臀部为雁尾，这个动作如果是完全模仿大雁，应该头、尾、翼齐动，而且双手掌心向下，头的位置偏下手，臀的位置偏上手。然而本式为达养生要求，牵拉肢体，双臂先一上一下，同时头先视上手，上手掌心向上，下手掌心向下，左右延伸，接下来才视下手。所以学习与训练的重点不在于完全的模仿，而是当双臂由水平转为一上一下时，向上之手臂应展现被空气浮力托起之意；头由上手转看下手时，双臂与臀部应该与头有呼应以取得力量平衡之意，寻求其物理原则。

从身体教育的观点来说，健身气功·马王堆导引术的锻炼是通过模仿动物动作，对身体进行再教育的过程。人身虽属人所有，为人所操控，但人却无法对身体操控得宜，从心所欲。你可以看到周围有多少人肢体不协调，尽管全身布满本体感受器，又有多少人无法知觉全身的每一分、每一寸。健身气功·马王堆导引术锻炼的第一阶段功夫是通过模仿动物动作，让人重新获得对身体的控制权，让身体柔软、动作协调、体态均衡。第二阶段功夫是通过模仿动物动作，以内观的方法，开发本体感，觉知身体的生理与机械功能，让人重新认识自己的身体结构与活动机能。第二阶段功夫模仿的是动物，但探索的却是自己的身体，所以第三阶段功夫才是真正的模仿动物动作，在人体的结构下要去表现出动物结构的动作，表现出其意象，这不但是人体机能的开发，更是智慧的表现。"象其形，会其意，得其理，忘其形"这个中国人格物致知、开发身体与智慧、发展心智与性命的核心法门，是健身气功·马王堆导引术第三阶段功夫所要求的锻炼方法与目的。

（二）循经导引，改变习气

运动具有改善体质、促进健康的功能。健身气功·马王堆导引术锻炼，第一阶段"初步塑形，熟练动作，以意导气，引体令柔"，能够锻炼体适能，增强协调性、心肺功能、肌力、耐力、爆发力、柔软度等身体基本素质，生理机能获得初步改善。第二阶段"内观觉知，体验导引，以形导气，引气致和”，可以导引气血，畅通经脉，使身体由内而外更进一步地发展。第三阶段中，“象形会意，格物致知”要求格自己的身体这一物以致知，探索真理，开发身体潜能；而“循经导引，改变习气”，是健身气功·马王堆导引术的应用，不但能自己练功养生，也可以指导身体不适的练习者，在练功中针对病灶进行定向疏导，打开纠结的筋经，疏通有问题的经络，端正骨架，活络气血，平衡脏腑，建立正确的动作习惯，改变不良的动作习气。

在第二阶段“内观觉知”的训练下，习练者除了可以感知全身肌肉、骨骼、脏腑等结构，体察其活动机能，还能觉察到身体的不适，知道肌筋膜哪里松紧不调、骨骼关节哪里位置有问题，甚至于可以感觉到哪个脏腑有毛病或觉知情绪活动等问题。“体验导引”可以了解身体各肢段间的传导，获得控制身体活动及导引气血的技能，于是自己可以自主牵动肢体，带动呼吸来延展肌肉筋膜，调整骨骼关节，导引气血，进行亚健康的自我调理。

“循经导引，改变习气”则进一步以经络学说中经络的走向来进行定向牵引，有针对性及系统性地锻炼身体。健身气功·马王堆导引术有十二式，人体有十二经络，每一式针对一条经络进行定向牵伸，以疏导经络，导引气血。循经导引有两种导引模式，一是筋经导引，配合肌连接，以筋经系统进行骨骼与肌筋膜的导引，以正确的姿势与动作，取代不良动作习气，渐渐地矫正身体结构，建立正确运动机能，养成良好动作习惯。二是经络导引，经络内通脏腑，由外及里，循经导引不但可以调理脏腑功能，也可以调适情志与脏腑之间的影响，进一步影响情绪与心理的状态，达到内外合一、身心一统的境界。

第四节 练功须知

健身气功的锻炼，是健康生活方式的一部分。练功，除了要知道学练方法，明白学练要领，清楚练功阶段，更要系统性地注意练功前、练功后，以及日常生活与练功的关系。从学习计划的制订开始，到日常起居作息、饮食方式，乃至于平时的心性状态等内容都需要着力关注，打造属于健身气功独特的健康生活方式。马王堆导引术的练功须知，包括功前准备、功中须知、功后注意和日常调养四方面。

一、功前准备

（一）制订学习计划

正式开始学习本功法之前，最好制订学习计划。学习计划的制订，有下列目的。

1. 自我监督，持之以恒：学习计划可确立长期目标和短期目标，建立监督机制，使习练者能自我监督，或由教练监督，并给予奖励或惩罚。奖励与惩罚，都会让习练者有动机继续习练，能持之以恒，达到长期目标。

2. 循序渐进，合理负荷：课程计划应根据习练者年龄、性别、体能、体质来设定起始训练频率、训练强度、训练时间，并依据后续的健康状况，循序渐进调整训练负荷，能确保训练效果，维护训练安全。

（二）练功时机与练功时间

练功讲究要在神气旺盛、精力充沛的良好身心状态下进行，才会更有效率，才能事半功倍。身心状态不佳时，不适合练功。同时，练功要有规律，定时定量，每日有固定的时间点，练习固定时间量的功。然而，现代人生活忙碌，计划赶不上变化，能抽出一点时间练功就不错了。所以，日日是好日，时时是吉时。除了找到好时机练功、规律练功，更应该充分利用碎片时间练功，这样不但可以增加练功时间，同时也可以弥补因故无法练功所缺的训练量。习练者在练功中，可能会因为各种事情被打断，因此，不要拘泥于一定要练完整套功法，练到哪里算哪里即可。

（三）建立练功环境

1. 音乐：音乐会吸引人的注意，从而进入音乐情境，使人情绪稳定。因此，音乐可以改变环境，乐声所及的范围会成为一个相对封闭的领域。健身气功音乐所及，当下就是健身气功的练功场所，适合练功的环境。由于智能手机已成为日常生活的随身携带品，建议习练者将功法音乐储存于手机当中，随时备用练习。健身气功·马王堆导引术依照十二经络而编创，分十二式动作，四条经络一个循环，总共分三段。建议将音乐分割成两种型态：一是，一式一式的，分十二式；二是，四式一段，分三段。这样方便分式、分段练习，也适合在碎片时间练习。

2. 人群：健身气功适合个人单练，也适合集体一起练习。集体练习时，建议使用功法音乐，这样不会因动作不一致导致干扰。集体练习时要注意卫生、人际关系与人身安全。

3. 场地：练功场地的选择以大小为第一选择。健身气功·马王堆导引术并无太多移动动作，受场地限制不大。成熟的练功者更可以自行调控步伐，练功于卧牛之地。古人练功要在依山傍水的风水宝地，要求环境安静、清幽，地势平坦，通风良好，温度、湿度适宜，空气清新自然，光线明亮、柔和。避免雷鸣闪电、暴风大雨、大雾霾等气候，尤其注意环境安全。如今科技发达，在室内即可以用科技产品调控好所要求的环境，但在室外练功，要注意安全，尤其要防风保暖。

（四）调适练功身心

1. 服装：穿着适合自己的服装。健身气功的练习以宽松合体为宜，但是贴身舒适的服装也适合锻炼。女性练习者注意内衣，特别是胸衣的舒适度，建议穿着运动内衣。鞋以平底、柔软为宜，根据室内环境，裸足或者仅着袜，亦无不可。服装穿着要注意适合环境温度，赤足者注意地板温度。帽子、首饰、眼镜、耳机、围巾、项链、手表、手链、腰带等身体附着物，尽量取掉，保持身体舒爽，不受干扰。天冷或在室外，帽子、围巾可以戴着。利用碎片时间练习，或当下没有条件换装者可调整服装，松解或松脱扣子、领带、胸衣、皮带、鞋带，取下附着物，或脱下鞋子，一样可以练习。

2. 身体状态：过饱、过累、酒醉、身体不适，皆不宜练功。过度饥饿可以少量进食后练功。如有需要，练功前可先排净大、小二便，但忌强挤、强便。健身气功·马王堆导引术并无太大强度动作，除非进行表演、竞赛，或身体关节肌肉不适，练习时没有必要进行热身运动，事实上因为运动强度与运动功能，健身气功常常作为其他运动项目的热身运动。

3. 心理状态：健身气功·马王堆导引术功法动作柔缓、舒展大方，可以协助习练者调控情绪，进入心绪平定、精神安定、心情愉悦的状态。然而，情绪过度激动、思虑过甚时，建议稍事休息，调适心情，再行锻炼。

二、功中须知

（一）平时练功要求

1. 聆听音乐、注意节律：练功配合音乐，聆听音乐不但能让练习者心有所专，不至于分心旁骛，更能以音乐的节奏与韵律来节律其动作，让习练者的肢体活动有所规范。练功时聆听音乐分为三个层次，第一个层次是口令版音乐，练功者专注于口令，身随令起，熟练动作。第二个层次是纯音乐，动作已熟练，心有余力，可以分心聆听音乐，让动作与音乐契合，做到合拍中节。第三个层次是没有音乐，但却不是真的没有音乐，外在的音乐不需要了，练习者的动作自成韵律，不听其声于耳，而听之以心。

2. 重视起势、收势效果：健身气功·马王堆导引术功法起势抬足跟、重心缓缓前倾、复缓缓落下的动作，需要专注的控制力，提起重心移动，维持身体平衡。这个动作会让习练者马上进入练功状态，将意念放在重心所在的小腹，达到意守丹田、凝神聚气的效果。收势动作，依次拢气，回归膻中穴、中脘穴、神阙穴，使精气神回归丹田，精神内守，神不外驰，由动入静，由练化养。此时，若能就此入静，或进入练功的良好状态，可以不用进行后续的动作，维持站功入静，待状态消失，再行收功。

3. 彻底执行学练要领：学练要领是功法的本质特点、锻炼的原则与纲领。除了动作细节，学习者练习健身气功·马王堆导引术时，应该随时做到“以意导形，以形导气；手足相合，上下相随；呼吸自然，动息结合；外引内导，体悟自然”。

4. 依序完成练功阶段：学习如同登阶，也如叠砖，需一步一步上行，一层一层叠起。学习健身气功·马王堆导引术也必须依照“初步塑形，熟练动作；内观觉知，体验导引；象形会意，改变习气”等三个练功步骤，按阶段步骤完成其功法要求。

（二）锻炼过程注意事项

1. 气感：练功过程当中出现的异于常态的身心感知称为气感。最常见的是气血流动，身上感觉冷热、酸痛、麻痒、触电、身如有蚁行等现象；或有肌肉跳动，或松开，或绷紧；有骨骼跳开，或松脱，或复位，或竖直；有感觉身体变轻、变重、变大、变小、变虚、变实，甚至会有幻觉、幻听；或闻到异香；或口有异味；或胸中气息满溢；或腹中饱满。这都是透过练功，导致体内气机变化所产生的一时现象，不必理会，自然会慢慢消失。有的感觉是因为练功使肌肉放松，导致神经、血管、关节的压迫解除所产生的现象；有的是大脑放松，神经放电产生的现象。经过长期锻炼，练习者就会体会到，气感只是练功过程中的过客，来来去去，不断改变，都是无常，不长久，不必去理会，也不要追求，只要做到“致虚极，守静笃”即可。通常幻觉最容易在闭眼时发生，所以练习者在收势时感觉良好，欲凝神入静，最好不要全然闭眼，眼开三分；欲入幻，瞪大双眼，深呼吸数次，能有帮助。

2. 不适感：练功过程中如果出现头晕目眩、胸闷气短、心跳加速、血压增高、恶心想吐等不适感，应调整练功强度或直接停止练功，并通过老师或医师寻求原因，待身体改善后再继续练功。练功中还有一种不适感，是进行某一动作中，产生疼痛、酸麻、触电、无力等感觉，这可能是原本身体结构就有问题，在动作进行过程中伸展或挤压过度所造成的。这种问题可以通过技术指导来改善。

3. 代谢物：练功过程中可能因代谢加速，出现唾液增加、排痰、流涕等现象，温润的唾液可以吞咽，痰、涕建议及时排出。

三、功后注意

（一）功后卫生

1. 练功结束当下，习练者身心处于一个相对平稳的状态，此时，不宜立刻进入日常作息中，需要一小段时间进行缓和，可以通过自我按摩头、脸及四肢的方式恢复正常。

2. 练功后出汗，身体毛孔打开，忌吹风，洗冷水，宜用毛巾擦干后穿上外套。如有准备，可更换衣物；如有条件，建议洗温水澡后再更衣。

3. 练功后如口渴，可以补充水分，但忌冷饮。不宜马上吃生冷食物，也不适合马上喝酒、吸烟，或处于吸烟环境。练功后身体感知能力增加，不宜摄入刺激性食物，也不适合嘈杂的环境。

（二）练功后身心现象

1. 初学者或增加运动量后，练功的当天、隔天，甚至于数天后可能有肌肉酸痛的现象，这是正常反应。如果一直如此，需注意是否运动负荷过重，宜进行调适。

2. 练功一段时间后可能会出现一些生理与心理的改变，这些改变可一时激烈，也可慢慢发生，但渐渐都会归于平淡，属于正常现象，如果造成生活的妨碍，建议就医并寻求相关教师咨询。如食欲改变，吃的变多或变少，食肉变少，或闻荤腥欲吐，喜素食，这是身体调适营养摄取的反应。如有一段时间排出恶臭粪便、腥臭尿液、腋下黄汗、咳出浊痰，这是身体排毒的反应。有一段时间身心一直处于沉静，有时处于喜悦，或悲天悯人，或离世观察，只要不是不良情绪，随喜自然，久之渐渐淡然。种种反应，不一而足，无法一一细表。

四、日常调养

（一）养身

练习健身气功会改变习练者的体质，一些生活习惯会渐渐改变来适应体质的变化。或者改变一些不良习惯，来维持良好的身体状态。与其被动的改变，不如积极主动的进行。建议要早睡早起，定食定量，饮食清淡，不嗜甘肥，定时排便，少烟少酒，不饮浓茶。

（二）修德

健身气功不但改变体质，也改变习练者的心理状态。正面的心理状态需要维持，并且持续精进；负面心理状态需要转化或消除。平常多阅读传统文化经典，建构正确的三观，是修德养性的具体方法。

（三）提高专业素养

健身气功·马王堆导引术的学习，不仅只是一套技术的学习，而是一个跨学科的知识整合学习。练功第一阶段“初步塑形，熟练动作”，虽然仅是技术的学习，也有体适能及运动训练学的科学知识。练功第二阶段“内观觉知，体验导引”，首先要知道“内观觉知”的技巧，接下来要学习解剖生理学、运动力学、运动行为学与心理学。练功第三阶段“象形会意，改变习气”，“改变习气”要学习中医脏腑与经络学说，“象形会意”要学习相关动物动作的物理学，如鸟类飞行的空气动力学。这些相关的知识都必须在相应的阶段，于日常生活中阅读学习，才能有效地应用在动作的演练中。

第五节　教学须知

教学是一门艺术，有其特定的规律。教师在教学过程中必须要掌握一定的教学规律，才能更好地帮助学习者乐学、爱学、易学，并学有成效。在健身气功·马王堆导引术的教学过程中，功法老师既要遵循一般教学规律，同时还要须知以下方面。

一、制订目标，分层设立

教学目标是指教师通过教学活动期望学习者获得的学习结果，是教学活动的最终指向。在健身气功·马王堆导引术的教学过程中，功法老师的教学活动都应始终围绕教学目标进行。功法老师要遵循体育教学的一般规律，依据健身气功自身的项目特点以及马王堆导引术的技术风格要求，制订多层次、多维度的教学目标。首先，目标的制订应与调身、调息和调心的健身气功三要素、三层次相吻合，同时还要制订修心养性及道德涵养提升之目标。其次，要根据不同年龄阶段的不同特征及不同需求，制订针对性的多种维度的教学目标。如在学校教学中，针对大学生群体，健身气功·马王堆导引术的教学目标就应该遵循健身气功“三调合一”的项目特点和技术要求，在此基础上与教学总目标相吻合，与学员的身心特点相吻合，与学员的身心需求吻合，要侧重于掌握功法理论与技术，知晓功法的功理及文化内涵，以强身健体为主，同时改善心理健康及提高个人涵养，增进社会适应能力。

二、技理并重，相辅相成

健身气功不仅能够强身健体、祛病延年，更有修心养性、涵养道德之作用。在健身气功·马王堆导引术的教学过程中，一定要技术教授与理论教学二者并重。重视技授，不仅只为掌握技术，也为学员对功理的理解做好技术铺垫；注重理论教学，不仅是获取知识，也更有利于学员对技术动作更深层次的理解。技术教授与理论教学是马王堆导引术功法教学过程中互为表里的两项内容，相辅相成，缺一不可。技术教授使学员能够掌握马王堆导引术动作的技术、路线等内容，完成第一阶段的“修身”；理论讲解使学员能够理解马王堆导引术的历史源流、理论基础及每一节功法的功理及功效，揭示功法强身健体、祛病延年、修心养性、涵养道德的内在机理，使学员理论及技术相结合，在掌握技术动作、理解功法功理的基础上，进一步感受马王堆导引术功法技术动作与身心之间的关系，从而通过不断地实践体悟与理论思考，拾级而上达到强身健体、身心双修、涵养道德的境界，完成第二阶段的“养性”。

三、教法科学，手段灵活

教学方法是教师在教学过程中向学生传授理论知识、技术及技能而采取的手段和措施，是完成教学任务的重要途径。科学的教法和灵活的教学手段将有助于学员对理论知识及功法动作技能的掌握与理解。在健身气功·马王堆导引术的教学过程中，功法老师一定要针对教学目标及任务，遵循健身气功教学的基本原则，选择适合教学对象基础、符合马王堆导引术功法运动特点及技术风格的教学方法，同时灵活地运用各种手段，帮助教学目标及任务的达成。在选用教法和手段时应注意，一是不同的教学阶段采用不同的教法及手段。如在初学阶段，主要侧重学员对马王堆导引术功法动作规格及动作路线的掌握，此阶段多采用讲解法及动作示范法等；动作技能提升阶段的教学，则要求学员通过对技能的不断练习及体悟，逐步向调身、调息、调心的三调合一之境界努力，对动作节奏、上下肢协调、连贯性提出更高要求。此阶段功法老师侧重采用练习法、纠错法、口令提示与暗示法等教学方法，通过分组练习、相互纠错、慢速语言引导等灵活的手段来提高学生的练习积极性、主动性，从而提高教学效果。二是教学方法避免杂乱。马王堆导引术整套功法十二个动作，虽然动作不多，但是动作古朴柔美、特色鲜明，动作风格与其他功法有明显差异，需要采用变换教学方法和手段完成教学任务。但是也需注意，教师在选择教学方法时，一定要科学、合理而有序，做到因时、因地、因人而异进行教学方法的变换、穿插与整合，实现教法科学、手段灵活，达到教学方法与教学目标的高度统一，避免产生因教学方法的杂乱与无序导致的教学效果欠佳现象。

四、注重反馈，答疑解惑

教学反馈是教学效果评价的重要途径之一，在健身气功·马王堆导引术的教学中必不可少，而且这种反馈是双向的。教学过程中不只是强调功法老师应主动倾听和分析学员在学习功法过程中的身体感受与心智体验，还要及时有针对性地听取学员反馈他们在学习过程中的问题。在功法老师听取学员的反馈时，一要听取学员对功法动作的认知反馈。因为健身气功是以自身形体活动、呼吸吐纳、心理调节相结合为主要运动形式的民族传统体育项目，在平时的教学过程中，功法老师容易解决锻炼过程中出现的形体活动问题，而对于呼吸吐纳、心理调节层面的问题则需要更多地听取学员的自我反馈，特别是在动作控制、呼吸节奏、心理意念控制等方面的问题及疑惑，功法老师要有针对性地进行答疑解惑。二要听取学员对功法老师教学行为的反馈，如教学方法是否合理、教学手段是否能激发学习兴趣等，这有助于功法老师根据学员的合理反馈及时调整教学方法、改进教学行为，从而提高教学质量和教学效果。在功法老师给予学员反馈时，应该及时针对学员出现的情况及问题给予反馈，以帮助学员认知自己动作技能的掌握程度、动作错误的原因及对整套功法有关调身、调息、调心层面的理解程度，进而由功法老师开展集体的或个人的答疑解惑。功法老师的反馈应注意时间上的及时性和技术上的针对性，使反馈与解惑紧密结合起来，进而营造出和谐舒适的学练环境，在沟通与交流中提升教学效果。

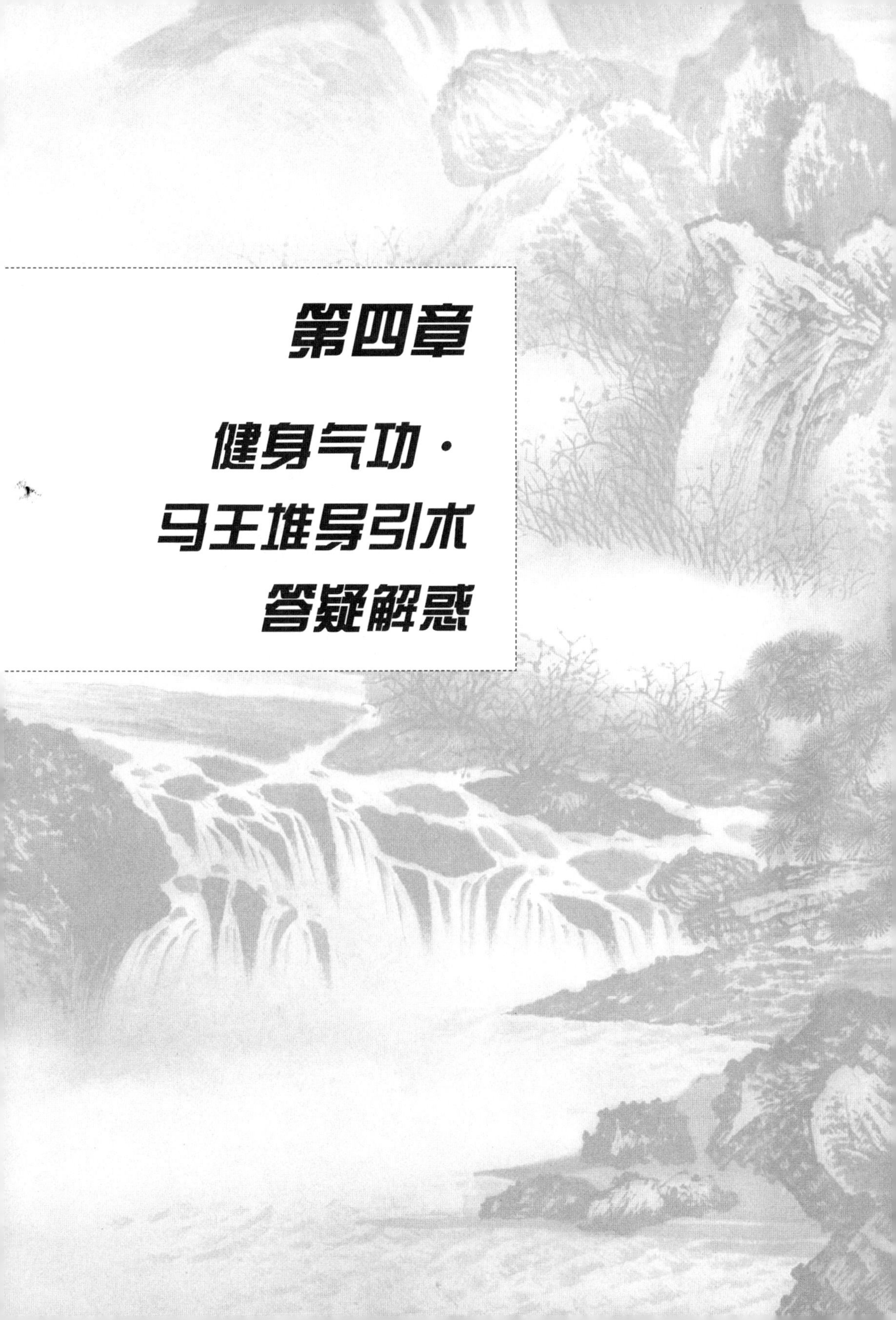

第四章

健身气功·马王堆导引术答疑解惑

针对本功法学练过程中常见的重点、难点、疑点等问题，本章予以总结归纳并简明扼要地给予解答，旨在强化、补充和完善前几章阐述的基本内容，帮助习练者更加深入系统地理解功法内涵和学练功法。

一、马王堆《导引图》的主要内容是什么？

1973年，在长沙马王堆三号汉墓出土的《导引图》是我国现存最早的一卷记录古代养生运动的工笔彩绘帛画。《导引图》长约100厘米，与前段40厘米帛书相连，画高40厘米，分上下4层，绘有44个各种人物的导引图式。每层绘有11幅图，每图式平均高9~12厘米。每图式为一人像，有男有女，有的穿着长衣，有的裸露上身，都是工笔彩绘。其术式主要包括四个方面的内容：一是徒手运动，帛画中大部分都为徒手运动。二是器械操作，如“以杖通阴阳”之类，帛画中出现过盘、棍、球、袋四种器械，用来辅助行功。三是行气吐纳，如仰呼等。四是意念活动，某些图像表现为凝神入静的存想状态。整幅图原无总名，也无序跋及作者，现名是由马王堆汉墓帛书整理小组所定。

二、马王堆《导引图》的出土有何价值？

马王堆《导引图》不仅年代早，而且内容非常丰富，是迄今为止我国考古发现中时代最早的气功图谱，为研究秦汉早期导引行气的发展提供了珍贵的文物资料。帛画《导引图》的发现，对于研究健身气功的发展历史具有十分重要的意义。首先，它提供了导引早期发展的物证，证实了古籍中有关“吹呴呼吸，吐故纳新，熊经鸟伸”的记载。其次，它反映出我国古代导引发展到秦汉之际已达到相当高的水平，当时它已经比较广泛地应用于强身和治病。最后，《导引图》中某些术式在2000多年的历史上，一直为人们所继承和发展着，即使在今天的有关养生功法中，也仍然可以看到它的痕迹。

三、编创健身气功·马王堆导引术的依据何在?

编创马王堆导引术的主要依据是复原的马王堆《导引图》。马王堆帛书整理参考了大量的与导引图有关的文献资料，同时也参考关于马王堆导引图的相关研究，如《马王堆导引图论文集》《导引养生图说》《马王堆养生气功》《导引养生史论稿》《马王堆导引术》《马王堆导引图养生技理研究》等。

四、马王堆导引图功法再现研究的意义何在?

导引作为一种传统养生、保健和疗疾的有效手段，历史悠久，源远流长，是中华民族优秀的文化瑰宝。从马王堆《导引图》来看，画中不光有模仿熊经、鸟伸等动物姿态的运动，还有其他类型的肢体运动和多种呼吸运动，而且还有人在做冥想。所谓冥想，即是集中意念来感受、对话自己身体的某一个部位或大自然的某种美好景象，从而使自己心情舒畅。基于现代人快节奏、高压力、亚健康的生活状态等问题，从《导引图》等古代文献中挖掘传统健身养生智慧，对健身养生功法进行科学的复原与编创，可以弥补现有功法缺乏针对性、不适应现代生活节奏等问题，使习练者能够有更多选择，从而达到防治疾病、调理身体不适、强身健体的功效，进一步传承优秀传统养生文化，增强中华民族文化自信力。

五、旋腕摩肋的动作如何牵动与按摩经络?

人体十二经络分为手三阴、手三阳和足三阴、足三阳，分布全身并与手足相交。旋腕摩肋的动作是两臂外旋、屈肘回收，手背轻贴胁肋部，摩肋。旋腕动作本身就可以刺激手三阴经和三阳经的腧穴，摩肋动作可以帮助习练者按摩两肋肝经和脾经的相关穴位，达到调理经络的效果。

六、在抻筋拔骨中，筋是何物?骨是何物?如何拔骨?

“筋”不是现代解剖学中独立的一类术语概念。它是中国传统人体整体生命观的一种认识，实际上包括了现代医学的肌肉、肌腱、韧带、筋膜、腱鞘、滑囊、关节囊、神经和血管，甚至关节软骨、关节盂缘等。把筋抻开了，骨与骨之间的间隙就会增加，可以帮助气血更好地濡养人体的筋骨，从而使习练者达到健身养生的效果。

七、健身气功·马王堆导引术的“导引”是什么意思?

唐代的王冰认为，“导引”是“摇筋骨，动肢节”的肢体筋骨锻炼的方法。晋代的李颐认为，“导引”是“导气令合，引体令柔”，主要指调顺呼吸之气以配合肢体运动，从而达到体内气血运行通畅的目的。通过身体关节、筋经的充分延展运动，进而达到身体柔活的目的。通过不同的引体方法，可以不断改善人体各部位的活动功能，使人体的灵敏性、柔韧性、稳定性以及自我防御能力保持在一个较高的水平，帮助习练者保持精力充沛的健康状态。

八、无练功基础者是否能练好本功法?

当然可以。本功法动作简单、理论科学、效果显著、安全可靠、易学易练，无基础者只要按照功法技术和功法理论循序渐进学练，不仅是功法锻炼的受益者，还可成为功法传播的使者，引领更多人参与锻炼。在学练中要把握好四个重点环节：一是建议先掌握动作的基本规范，熟悉功法动作。二是在熟悉功法动作的基础上，逐渐根据动作的升降开合、提旋扭转等配合呼吸练习。三是本功法注重循经导引，需要习练者学习经络理论的相关知识，大致了解经络的走向，在练习的过程中才能更加深入地体会功法。四是多读中国传统文化典籍，帮助习练者深刻认知功法的文化内涵和功法功理。

九、本功法有哪些专门的调息动作?

"调息"主要是指调整呼吸。在马王堆导引术中，每组动作升降、开合、提旋、扭转都可以配合相应的呼吸，同时还专门设计了两组有针对性的调息动作——起势调息和引气归元，目的都是使习练者通过有意识的调整呼吸节奏，集中精神，宁心静气。（1）起势调息。微展肩，意守两侧气户穴，打开气户穴，启动气机；两掌上捧，意守双手劳宫穴；下按时意守下丹田，配合呼吸，可以引导清气上行，浊气下降，使习练者逐步进入练功状态。（2）引气归元。练功结束需要再次调息回归到自然放松的状态，内旋侧起、合抱膻中；摩肋侧起、合抱中脘；摩肋侧起、合抱神阙；摩肋结束时，两手腕以腰带肩、以肩带臂、以臂带手，顺势松开侧起。三次合抱时，意想将清气分别灌入胸部膻中穴、上腹部中脘穴、下腹部神阙穴；三次合抱后，两手在神阙穴略停片刻，意注丹田，随之放松。三环抱气，向三处主穴进行定向引气，有助于增强体内外气体交换，同时提高身体感知能力。

十、练习本功法对调身有何要求?

调身即为调整身体姿势，是指习练者对基本身形和肢体运动的调控，主要是通过筋、膜、骨、肉之间合理的相对运动来实现的。马王堆导引术中有很多旋转屈伸、动其梢节、松紧结合的动作，如引背中的拱背、按掌、远眺这一系列动作，要求习练者能对自己的身体进行调控，调控的过程也是调身的过程，做到动作规范身法自然。躯干有规律的旋转屈伸可以调节脏腑，疏通经络；同时，对四肢的精准调控也可以强壮筋骨，身体于一松一紧之间调整阴阳平衡。

十一、练习本功法对调心有何要求?

调心是指习练者在本功法锻炼中，对自我的精神意识、思维活动进行调整和运用。人的思维活动和情绪的波动都能影响五脏六腑的功能，在练习时须遵循动中有静和形体动作密切配合调息、调心的规律，正如《庄子》所说“抱神以静，形将自正”。意守是调心的主要方法，意守则凝神入身，心静则神不外驰，做到心静神凝、身心合一的状态。练习马王堆导引术的时候，要求习练者心神宁静，用意念进行循经导引的动作，按照经脉的走向觉察自己的身体。

十二、练习“起势”时，手部与足部的动作应如何协调呼应?

练习起势时，身体放松，形松意充，意守丹田。通过微展肩，打开气户穴，启动气机。注意手和脚运动的先后顺序，脚先动，身体重心缓缓移至脚前掌，随之微提踵；两掌随提踵顺势捧起至与肚脐同高。注意按掌同时百会穴上领；先落踵，随之两掌顺势下按；全脚掌踩实。还要注意气息的升降配合，提踵捧掌时吸气，落踵按掌时呼气，使气沉丹田，身心平静。

十三、“挽弓”的作用是什么？如何做到动作到位？

“挽弓”的主要作用有三点：一是预防与调治颈、肩部不适。二是利于祛除胸闷、气喘。三是对腰部进行塑形健美。练习挽弓定势动作时，在百会上领、身体基本中正的基础上，注意顶髋与抻臂形成左右对拉拔长之势；顶髋与同侧手臂形成上下轻微挤压之势。

十四、如何做好“引背”动作？

要想做好引背动作，第一要点为拱背，第二要点为提踵，第三要点为目视两掌食指指端或手腕处，以上三点为牵引肢体将背引出的关键。引背牵拉手部动作的关键为重心后移，身体后坐，右脚脚跟顺势下落；两掌心向外，微屈腕，伸臂拱背；目视手腕相对处。牵拉手部时，除身体后坐，还应注意伸臂拱背和目视手腕，同时上步后坐时，要意注体内气机从食指端经肘外侧回到鼻翼两侧，同时也要注意眼睛由近观到远观的变化。

十五、如何做好“凫浴”中的摆臂动作？

注重旋转屈伸，是健身气功·马王堆导引术的习练要点之一。力学研究表明，旋转性动作使物体受力最大，肢体运动也是同样道理，在同等力的作用下，旋转运动要比直线运动更能加深对机体的刺激，我们伸直手臂和伸直后旋手臂的感觉就不一样，后者会有酸、麻、胀的感觉。

在做“开步摆臂、并步顶髋”动作时，摆臂路线从身体一侧摆至对侧后方45°位置。练习该动作时，关注的重点应该是腰、腿带动上身躯干和手运动，即在腰带手走的原则下，尽可能增大摆臂动作的幅度，锻炼的效果也会更好。

十六、如何做好“龙登”这个动作？

“龙登”的动作要求双手上穿时，犹如蛟龙登天，直入云霄；手掌外展提踵下看时，保持重心平衡；屈蹲插掌时，以腰为中心，随着重心下降逐渐蜷曲身体，但脚后跟不宜抬起（习练者根据自己踝关节的柔韧性选择屈蹲的幅度）；直身上穿时，从腰部逐渐伸展身体，脚向下、手向上引伸；提踵压掌须同时完成，全身尽量伸展配合呼吸，张弛有度，以自身练习身体舒适轻松为宜。

十七、“引腹”能否有效促进肠胃蠕动？

“引腹”动作，由于左右顶髋牵引腹腔，可使人体内在脏器得以牵拉、挤压，形成对胃肠等脏器的主动按摩，进而促进人体血液循环，刺激胃肠和肠系膜上的神经感受器。该动作在中枢神经系统的调节下，引起迷走神经兴奋，促进胃肠平滑肌的收缩，使其蠕动加强。有助于消化不良、腹部胀气等脾胃不适的预防与调治。在做“引腹”动作时，腹部尽可能放松，通过髋关节的左右活动，带动腹部脏器得到锻炼，加上肢体的旋内旋外，高效地完成上下肢体的动作。动作完成的质量高了，牵动胃部气机运动就大，调整胃部功能的作用就相对良好。

十八、为何“鸱视”中要强调勾脚、探视同步协调？

“鸱视”动作，对应刺激的经络是足太阳膀胱经。膀胱经是人体经络中最长，也是穴位最多的一条经络，从头经过后背、腘窝至脚趾端。探视时意想睛明穴，能启动气机；勾脚使得膀胱经受到牵拉。在做这个动作时还要注意，踢脚后要保持身体稳定，两肩向后拉，头前探，同时勾脚尖，达到更好的锻炼效果。

十九、腰椎间盘突出患者能否练习本功法？

腰椎间盘突出患者在锻炼前首先应咨询专业医生的锻炼建议，了解关于个人病情的适宜和禁忌动作。本功法是一套整体性的身体活动功法，坚持练习能帮助习练者活动身体，通畅气血，达到缓解疼痛的效果，对脊柱和身体的保养起到较好的促进作用。故，腰椎间盘突出患者不是急性发病期，可以练习本功法。

二十、“雁飞”动作有何要求？有什么功效？

“雁飞”的动作要求是举臂呈水平后一手翻掌继续上举，一手下落；屈膝下蹲、转头下视时，两臂侧举成一直线；手臂与地面成45°角。转头下视时，保持身体躯干姿势不变，唯颈椎转动。转头下视能刺激前庭器官，有助于调节平衡功能；意念从胸内天池穴到中指端中冲穴，可以起到梳理手厥阴心包经的作用。两臂尽量成一直线，颈椎水平转动；意念从胸内（天池穴）开始，沿下方肩部、上臂、肘部（曲泽穴）、前臂、手腕、手掌、中指指尖（中冲穴）运行。臂起臂落左右倾，恰似雁飞练平衡，自有调理气血平衡、宁心安神之功效。

二十一、练习本功法对缓解肩膀酸痛有帮助吗?

本功法中的挽弓、引背、引腹、鸱视、雁飞、仰呼等动作，对肩部酸痛都有较好的防治和缓解作用。如挽弓中扩胸展肩、抬头顶髋，可以有效刺激内脏及拉伸颈肩部肌肉，利于缓解颈、肩部疲劳和运动不适；引背中后坐拱背时，使肩、背部肌肉得到充分牵拉。这些功法动作可以刺激人体气血循环，改善肩颈的疲劳，建议选用其中1~2个动作进行针对性反复练习。

二十二、练习“仰呼”有何作用?

“仰呼”对应刺激的经络是足少阳胆经。做仰呼动作时，举臂外展，挺胸呼气，可祛除气喘、胸闷等身体不适，利于颈、肩运动不适的预防和调治。提踵、落踵，可增强小腿后肌群力量，拉长足底肌肉、韧带，提高人体平衡能力；从开臂仰呼开始，意念从头面部瞳子髎穴到脚趾端足窍阴穴，结合两手沿胆经走向摩运，可以起到调理足少阳胆经的作用。

二十三、练习“折阴”应注意什么？

上步举掌时，应尽量拉伸躯干，使身体充分延展；前俯拢气时，两手从两侧向前、向内，再向下的运行路线要连贯圆活；双掌沿下肢内侧上提时，意念从脚趾端（大敦穴）经膝关节（曲泉穴）至胸部（期门穴）；托掌、拢气、上捧、下按导引时，需保持细、匀、深、长的呼吸，有助于调理人体气机。

二十四、“收势”时三次合抱的位置？为何合抱？

三次合抱，第一次合抱膻中穴、第二次合抱中脘穴、第三次合抱神阙穴。收势动作通过三个圆环抱气，起到引气归元、静养心神的作用。

二十五、从体适能角度看练习本功法有何健身效果？

体适能是指个人除足以胜任日常工作外，还能有余力享受休闲，以及能够应付压力与突如其来的变化的身体适应能力。体适能主要包括心肺耐力、肌力及肌耐力、柔韧性、身体成分和神经肌肉松弛度等内容，还包括灵敏性、平衡性、速度、爆发力和协调性。从体适能角度而言，身体成分的保持对于预防糖尿病、高血压等慢性疾病具有重要作用。科学测试表明，坚持本功法锻炼对以上慢性疾病均具有较好的干预效果，特别是对增强心肺耐力、肌力和肌肉耐力、柔韧性、神经肌肉松弛等方面具有积极的保健作用。

二十六、本功法的编创理念有何特殊之处？

本功法是从《导引图》中选取17个动作完成的十二式功法，起势选取导引图中的一个行气图示，中间十二式均是结合《导引图》动作而完成，整套功法编创依据“去粗取精、推陈出新”的原则，做到了源流有序。功法技术编创以经络理论为基础，每一式功法动作均遵循人体经脉的走向，配合呼吸、意念进行规律性的肢体运动，功法理论科学，符合人体运动规律。遵循“循经导引、形意相随、旋腕摩肋、典雅柔美”的技术要求进行编创，丰富了功法内涵，完善了操作要领，细化了动作细节，不仅使本功法健身效果明显、安全可靠，而且独具功法特色。

二十七、练习本功法对提升习练者免疫功能有何帮助？

中医认为，经络是人体气血的疏通管道。马王堆导引术在编创时就以整体观为指导，注重对全身进行锻炼，通过对机体筋肉的规律性牵伸运动，可有效刺激人体经络的气血循环，以实现提高人体生理功能的目标。有相关研究表明，长期坚持可增强习练者机体生理平衡，有效提高自身免疫机能。

二十八、练习本功法对改善情绪、缓解压力有何帮助？

与一般体育锻炼相比，本功法的锻炼更为柔和缓慢，舒经通络、调理身心的作用更加积极。现代社会快节奏的生活方式，使很多人所受压力增高，长期不断自我压抑会导致心理疾病的发生，长期坚持锻炼本功法，利于化解心理压力、消除心理负面情绪，加之身体机能的提升，起到帮助身心的作用。特别是在集体锻炼过程中，习练者还可以通过人际间的交流，开阔心胸、放远视野，促进积极情绪的增长，消除不良情绪。概而言之，坚持学练本功法，通过身心的不断调试，能够有效提升习练者对生活的满意度。

二十九、练习“挽弓”动作应注意什么要点？

练习“挽弓”动作，要求左脚脚跟碾地，脚尖外展90°；同时，右脚前脚掌碾地，脚跟外旋约90°，身体左转；左臂前伸，左掌心向上，右臂屈肘后拉，右掌于肩前成挽弓式，右掌心向下；头略向后仰，髋关节向右顶出，右肩关节下沉；目视前上方（反方向相同）。由此可见，“挽弓”动作双手撑拉时，应注意脚、臂、头、髋等主要身体部位的位置一定要到位，保证牵拉时脚到、掌到、肘到、髋到、神到，只有以上部位同时做到位，方能有效牵引肺经，起到应有的健身效果。

三十、“龙登”动作为何强调点按大包？

练习“龙登”这个动作，要求两肩外展，中指点按大包穴。大包穴，属足太阴脾经，为脾之大络，可调理气喘、胸闷、肋间神经痛等疾病，对全身疼痛、四肢乏力等症状具有一定效果。点按大包穴，具有宣肺理气、宽胸益脾等功效。但点按时，需把握好点按的力度，既不可太过用力，也需使身体有一定感觉。

三十一、如何练好“鸟伸”的节节蠕动?

中医认为，肾为先天之本，主一身阴阳，对维持脏腑阴阳平衡具有重要的调节作用。腰为肾之府，习练鸟伸时脊柱各关节规律性蠕动运动，既能有效增强腰部肌肉力量，也能有效疏通腰部气血，起到强身固精的作用。从经络学说的角度讲，鸟伸动作先敛臀、次收腹、再含胸缩颈，进而带动脊柱椎体逐节蠕动向上；随后，尾椎先向后，再从腰椎下落，进而带动胸椎、颈椎逐节蠕动还原。脊柱这种波浪式的蠕动，利于刺激脊柱，调节椎体间小关节紊乱。“鸟伸”动作从俯身到前探，要求脊柱蠕动。可通过以下技巧来做好脊柱蠕动：一是先站立练习，预备势开始，两膝微屈，敛臀收腹。从敛臀再翘尾，重复3次，意念从尾椎、腰椎、胸椎、颈椎，逐节上行。二是从俯身与地面平行开始，微抬头，先引劲拔长脊柱，脚趾微抓地，敛臀收腹，尾闾内收，意在命门，经由腰、胸、颈，节节贯串。掌握技巧是基础，强化练习是关键，坚持锻炼一段时间，就会灵活自如地做好脊柱蠕动动作。

三十二、练习“引腰”对缓解腰部疼痛是否有帮助?

“引腰”中的抵腰推髋前顶动作，旨在通过伸展竖脊肌、腰大肌等肌肉群来放松腰部。竖脊肌为脊柱后方的长肌，下起骶骨背面，上达枕骨后方，填于棘突与肋角之间的沟内。通过伸展竖脊肌、腰大肌等肌群，可在一定程度上牵拉放松腰部，缓解腰部因久坐、久站导致的腰部不适。

三十三、练习“鹤舞”动作中的向外推掌时，哪个手指头发胀？

中医认为，三焦纵贯人体上、中、下三部，有总领五脏六腑、沟通上下之气的功能，也是元气和水液运行的通道。“鹤舞”刺激循行的经络是手少阳三焦经。直立推掌时，躯干左（右）旋拧，保持正直；与两脚形成“十字”，重心在中间；此时要感知无名指的变化，可充分刺激手少阳三焦经经络气血。因此，练习“鹤舞”时，随着上肢的规律运动，全身气机一升一降，既可以疏通三焦的气机，又可以调理三焦的功能，利于谷物精气在体内运行和代谢产物顺利的排出体外，并对人体多个脏腑器官的健康运行具有促进作用。在向外推掌的过程中，调整肩关节的位置，使无名指感到发胀为宜。

三十四、练习“折阴”为何具有疏肝理气的作用？

古人认为，人之身体“前为阴，后为阳”。折阴，即俯身弯腰之势。“折阴”上步举臂时，意想身体上下延长、舒展，起身上捧时，意念从脚趾端大敦穴经膝关节曲泉穴至胸部期门穴，刺激循行的经络是足厥阴肝经，自然会具有疏通肝经、调达肝气的锻炼效果。练习过程中，通过托掌、拢气、上捧、下按，以及细、匀、深、长的呼吸，更有助于调理全身气机，促进疏肝理气效果。

三十五、锻炼本功法对身心平衡有何帮助？

身心平衡主要包括三个内容，即身体平衡、心理平衡和生理平衡。本功法的十二个动作，均要求以头部百会穴虚领为总纲，同时顺从身体在运动时与眼睛的密切配合，通过撑按、提落、蠕动等动作，缓解肌肉僵硬，使肩臂放松，颈部放松，呼吸均匀，从而达到周身运动的目的。在每一个具体动作上，本功法讲究用力对称均衡，各个肌群松紧、动静均衡运动，利于改善日常生活中生理的偏颇现象。心理平衡，是指人们用升华、幽默、外化、合理化等手段来调节对某一事物得失的认识。《黄帝内经》说："百病生于气也，怒则气上，喜则气缓，悲则气消，恐则气下，寒则气收，炅则气泄，惊则气乱，劳则气耗，思则气结。"因此，医病先医"心"。本功法在习练过程中注重心灵上的平和和引导，通过运动中意念和呼吸的配合，使人凝神静气，同时借助吐故纳新排出浊气，达到舒畅心情、改善气血郁结的目的。

三十六、练习本功法如何改善注意力不集中的问题？

练功注意力不集中，容易出现在初学者身上。因为单式动作不熟练，要领理解不透彻，整套功法记不住，所以在动作前后衔接时，就容易出现东张西望看别人动作的问题。这种情况，可以强化单式练习，每一式练至纯熟，基本掌握动作要领后，再学习下一式。练功时出现注意力不集中问题，可以把意念集中在每一式动作的规范性上，想着每个动作的起点、终点以及中间的运动路线，体会动作是否符合习练要领、做的是否准确到位等，以此关注自己的心念，必然注意力就会集中起来。随着动作的熟练，还可以把意念放在动作与呼吸或意识的配合上，通过调节呼吸或意守穴位等，也可以起到调控意念、集中注意力的作用。

三十七、练习本功法总是感觉肢体僵硬怎么办？

练功初期，总感觉自己肢体僵硬，动作不协调，这是由于功法技术不熟练，日常肌肉用力习惯不适应造成的。可以先采用多模仿老师动作，跟随练习，然后再逐式、逐节分解强化练习，尤其要注重体会动作的细节、劲力的变化以及动作之间的转换等，以尽快掌握正确的动作和用力顺序。当真正清楚了动作的细节和要领后，通过一段时间的反复练习，肢体上下、左右的运动自然能够协调，这时肢体就会放松许多，僵硬现象也会逐渐消除。

三十八、如何解决练功时表情严肃或呆滞的问题？

表情严肃或呆滞，是身心不放松的外部表象。解决这个问题，首先，可以通过功前准备活动，让身体预热起来，为正式练功做好身体上的放松准备。其次，可以做一组呼吸锻炼或短暂的站桩练习，让心静下来、呼吸平稳起来。最后，还可以做一些心理暗示，如念“松”字诀，从头到脚逐节放松肢体。如有老师现场指导，也可以根据功法老师的语言提示，把注意力集中到动作要领、呼吸以及经络穴位的意守等方面，注意力转移了，身心放松了，自然就会改善表情严肃或呆滞的问题。

三十九、练习本功法时跟不上功法音乐怎么办？

功法音乐是帮助练功的辅助手段，不能成为束缚练功的羁绊。练功到一定阶段，可以脱离音乐的束缚，按照自身气血的运行规律练功。但是，对于初学者而言，通过功法音乐的帮助，利于尽快掌握功法动作、熟练功法节律。初学者跟不上功法音乐主要是由于功法技术不熟练造成的，解决这一问题，一是可以先不跟功法音乐练习，通过反复练习，尽快熟练功法技术。二是先跟带口令词的功法音乐练习，利于通过提示熟悉功法动作后，再跟随不带口令词的功法音乐练习。三是平时练习时音乐是背景，使习练者听着音乐，心情放松地练功。如果是参加比赛，就需要强化聆听音乐节奏，找出音乐的节拍或轻重音，利于功法动作与音乐的有机结合，练起来使自己更加身心愉悦。

四十、练习本功法多长时间就会有健身效果？

只要本功法练习的动作正确，马上就会有势正、气顺的感觉，这是人体气血运行通畅的自然显现。但是，要想取得理想的健身效果，尚需通过坚持锻炼才可。俗话说，一分耕耘，一分收获。在练习的过程中，如果能够不断地深化认识，锤炼体悟功法内涵，可能用相同的练功时间，能收获更多的健康效果。比如，本功法注重循经导引，如果练功中能把动作与经络紧密结合，成效必然会更加明显。如雁飞，转头下视时，意念从胸内的天池穴，经肘横纹中的曲泽穴至中指端的中冲穴。一般情况下，习练者的指端立刻会有酸胀感，之后再感觉就会很舒服。量变积累多了，必然达到质变，持之以恒的锻炼，习练者的身心就会越来越和谐。

四十一、如何区分本功法的练功阶段？

本功法的练功阶段，可以用“形、功、化、活”来加以区分。所谓“形”，是指动作规范，其点、线、面的运动轨迹要合理与合度。在功法练习时做到中规中矩，不走形。所谓“功”，主要是通过肢体动作运动，反映马王堆导引术风格特点，要想更好理解“功”，可以参考健身气功竞赛法中演练水平的评分标准。所谓“化”，又称为化运、化功、化为。化的三种运动形式为内化、外化、禀化。内化是指体内脏腑精、气、血的运化；外化是指体外运行招式的运化；禀化是指身体躯体筋骨皮的运化。可以理解为“转”“变”“顺”“巧”“随”字上。所谓“活”，主要是指动作姿势转换圆活，呼吸顺畅，没有停顿或憋气的现象，可以用“调身、调息、调心”三调合一进行主观自我评价。

四十二、学练本功法何时需要注意经络走向？

循经导引是本功法的主要特点。然而，初学本功法时，不宜过于注意经络的锻炼，应先以掌握动作技术规范为主，但可试着记忆经络的大体走向，以及运用经络上的关键穴位。当功法动作熟练后，再逐步注意人体经络与肢体动作的配合锻炼。

四十三、本功法的练习强度大吗？

从运动强度上讲，本功法属于有氧运动，运动强度适中。本功法共有十二式动作，对应锻炼人体的十二条经络。通过疏通经络、调和气血、平秘阴阳达到强身健体的作用。功理符合健身气功的传统理论，基础动作围绕身体进行开合提落、旋转屈伸、抻筋拔骨的锻炼，且肢体动作美观大方，符合现代体育运动学规律。练习时间一般在15~20分钟。动作比较简单，易学易练，故，适用人群较为广泛。

四十四、练习本功法的意念活动有何要求？

开始练习时，要求周身中正、形松意充，意守丹田，内静外敬，要尽可能地做到排除杂念，思想集中。在练习功法动作时，要"意守"每一个功法动作所对应的经络，按照经络循行的路线进行意念控制，意到气到，气随意行，达到意、气、形合一的状态。最后收功时，三次合抱要意想将清气分别灌入胸部膻中穴、上腹部中脘穴、下腹部神阙穴；完成三次合抱后，两手在神阙穴略停片刻，意注丹田，引气归元，静养心神。

参考文献

[1] 马王堆汉墓帛书整理小组. 导引图 [M]. 北京：文物出版社，1979.
[2] 长沙马王堆医书研究组. 马王堆医书研究专刊 [M]. 长沙：湖南中医学院，1980.
[3] 长沙马王堆医书研究组. 马王堆医书研究专刊 [M]. 长沙：湖南中医学院，1981.
[4] 张和. 中国气功学 [M]. 台北：五洲出版社，1984.
[5] 焦国瑞. 气功养生学概要 [M]. 北京：华夏出版社，1997.
[6] 周稔丰，李自然. 气功康复养生精要 [M]. 天津：天津科学技术出版社，1987.
[7] 马济人. 中国气功学 [M]. 西安：陕西科学技术出版社，1983.
[8] 苏奎. 汉代导引俑与导引术 [J]. 中国历史文物，2010（5）：17-24.
[9] 李志庸. 中国气功史 [M]. 郑州：河南科学技术出版社，1988.
[10] 李远国. 道教气功养生学 [M]. 成都：四川省社会科学院出版社，1988.
[11] 王卜雄，周世荣. 中国气功学术发展史 [M]. 长沙：湖南科学技术出版社，1989.
[12] 虞定海，吴京梅. 中国传统保健体育 [M]. 上海：上海科学技术出版社，1990.
[13] 施杞. 实用中国养生全书 [M]. 上海：学林出版社，1990.
[14] 沈寿. 导引养生图说 [M]. 北京：人民体育出版社，1992.
[15] 萧兵，叶舒宪. 老子的文化解读 [M]. 武汉：湖北人民出版社，1994.
[16] 刘天君. 气功入静之门 [M]. 北京：人民体育出版社，1995.
[17] 张君房. 云笈七签 [M]. 蒋力生，等，校注. 北京：华夏出版社，

1996.
[18] 吴志超. 导引养生史论稿 [M]. 北京：北京体育大学出版社，1996.
[19] 汤一介. 道学精华 [M]. 北京：北京出版社，1996.
[20] 杨力. 周易与中医学 [M]. 第三版. 北京：北京科学技术出版社，1997.
[21] 周一谋，萧佐桃. 马王堆医书考注 [M]. 天津：天津科学技术出版社，1998.
[22] 陈撄宁. 道教与养生 [M]. 北京：华文出版社，2000.
[23] 侯良. 尘封的文明 [M]. 长沙：湖南人民出版社，2002.
[24] 吴长新. 44招帝王养生法 [M]. 北京：团结出版社，2000.
[25] 潘雨廷. 易老与养生 [M]. 上海：复旦大学出版社，2001.
[26] 国家体育总局健身气功管理中心. 健身气功社会体育指导员培训教材 [M]. 北京：人民体育出版社，2007.
[27] 国家体育总局健身气功管理中心. 健身气功·马王堆导引术 [M]. 北京：人民体育出版社，2010.
[28] 任秋林，雷斌，刘晶. 健身气功·马王堆导引术的美学分析 [J]. 体育世界（学术版），2016（10）：64–65.
[29] 马振磊，王宾，席饼嗣. 健身气功·马王堆导引术锻炼对中老年女性心境状态及焦虑水平的影响 [J]. 中国老年学杂志，2016（13）：3248–3249.
[30] 王宾，吴志坤，陆松廷，等. 健身气功马王堆导引术锻炼对中老年女性NK细胞的影响 [J]. 中国医药导报，2016（13）：69–72.
[31] 化清新，何宝庆，赖剑慧，等. 近5年我国健身气功·马王堆导引术研究进展 [J]. 武术研究，2016（2）：121–123，127.
[32] 王宾，陆松廷. 健身气功·马王堆导引术锻炼对中老年女性免疫功能的影响 [J]. 中国老年学杂志，2015（15）：4283–4285.
[33] 席饼嗣，王宾. 健身气功·马王堆导引术对中老年女性心血管功能及免疫球蛋白的影响 [J]. 中国老年学杂志，2015（13）：3662–3664.

[34] 张丽萍. 健身气功·马王堆导引术动作分析的必要性研究 [J]. 搏击（武术科学），2015（1）：91–92.
[35] 王宾，吴志坤，陆松廷，等. 健身气功·马王堆导引术锻炼对中老年女性血脂代谢和自由基代谢的影响 [J]. 中国老年学杂志，2014（13）：3720–3722.
[36] 赵田田. 健身气功·马王堆导引术锻炼对2型糖尿病患者的辅助治疗效果研究 [D]. 上海：上海体育学院，2014.
[37] 周江燕. 马王堆导引术与24式太极拳对普通大学生体质影响的比较研究 [D]. 南昌：江西师范大学，2014.
[38] 刘娜，刘鲲. 健身气功·马王堆导引术锻炼改善高血压患者生存质量的实验研究 [J]. 四川体育科学，2013（5）：39–41，66.
[39] 成玮，王震，赵田田，等. 健身气功——马王堆导引术辅助治疗2型糖尿病疗效观察 [J]. 现代中西医结合杂志，2013（9）：913–915，924.
[40] 齐风猛. 练习健身气功·马王堆导引术对中枢神经系统的影响研究 [D]. 上海：上海体育学院，2011.
[41] 张继.《千金方》中传统导引和外来导引关系探源 [J]. 医学与哲学（人文社会医学版），2011（4）：65–66.
[42] 穆长帅，王震. 从经络学说的视角探研健身气功·马王堆导引术的健身原理 [J]. 中国运动医学杂志，2011（2）：189–191.
[43] 张淑君. 健身气功五禽戏的形成与发展——从马王堆导引图养生功法探研 [J]. 搏击·武术科学，2010（9）：78–79，92.
[44] 刘先萍，王震，周广瑞. 马王堆导引术锻炼对中老年女性情绪影响的实验研究 [J]. 上海体育学院学报，2010（5）：72–74.
[45] 刘先萍，王震，王自友. 健身气功·马王堆导引术锻炼对中老年女性心境改善的实验研究 [J]. 中国体育科技，2010（5）：118–121.
[46] 穆长帅. 健身气功·马王堆导引术锻炼对中老年女性体质影响的实

验研究［D］. 上海：上海体育学院，2010.
［47］郭新斌. 健身气功·马王堆导引术锻炼对中老年女性生活质量影响的研究［D］. 上海：上海体育学院，2010.
［48］魏燕利. 东晋之前导引术存在的二重证据——从文献传说到考古发现［J］. 体育学刊，2009（10）：89-93.
［49］周世荣. 谈马王堆导引图和《诸病源候论》中的导引术式［J］. 湖南中医学院学报，1985（2）：45-47.
［50］周伟良. 健身气功九功法源流考略（三）［J］. 少林与太极（中州体育），2013（8）：1-5.
［51］王震. 马王堆导引图养生技理研究［D］. 上海：上海体育学院，2004.
［52］国家体育总局健身气功管理中心. 健身气功竞赛规则（2012）［M］. 北京：人民体育出版社，2013.
［53］孙玉科，王会儒. 健身气功·马王堆导引术的教学探索——基于强直性脊柱炎的临床跟踪研究［J］. 搏击·武术科学，2015，12（8）：86-88.

附录一　人体经络穴位图

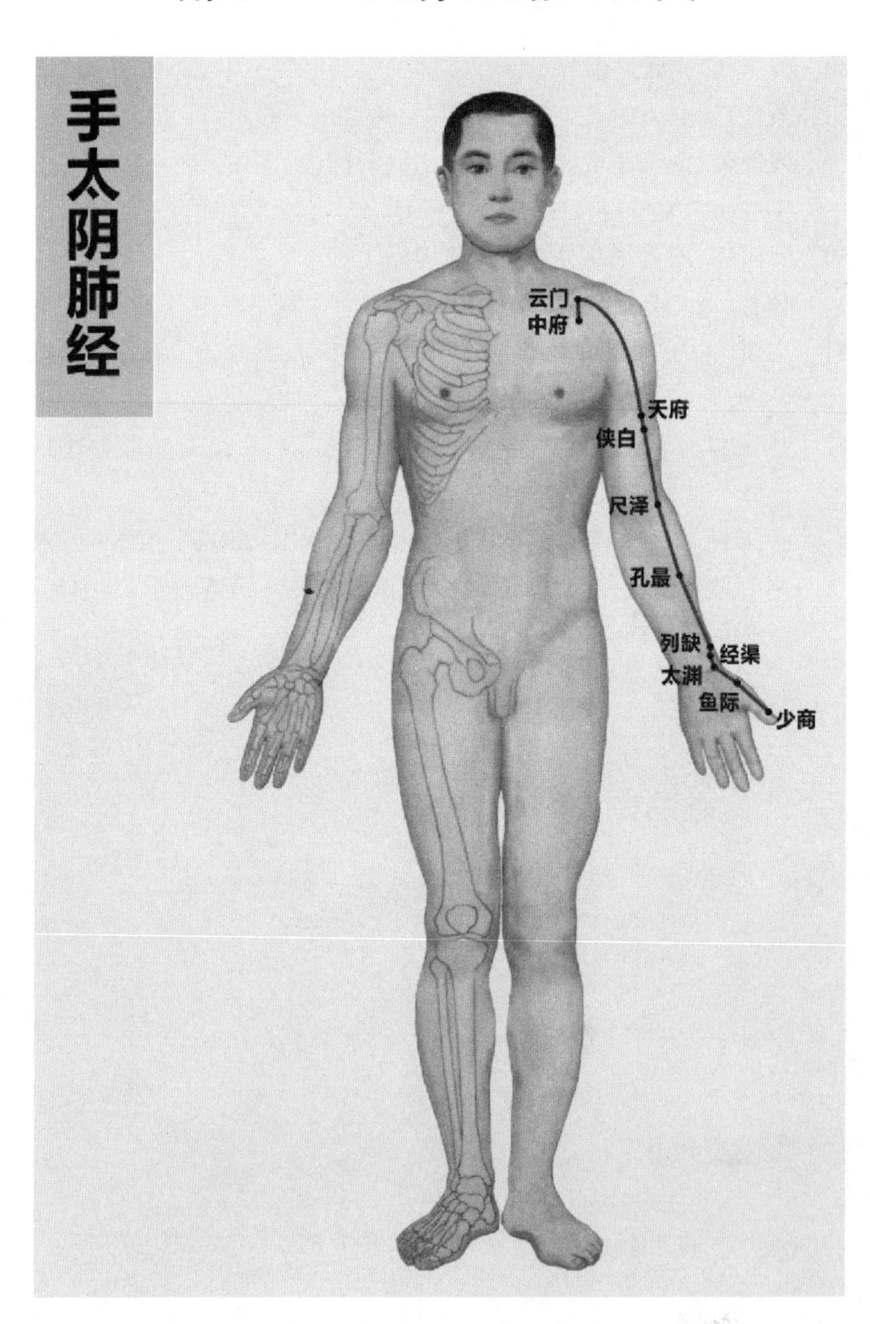

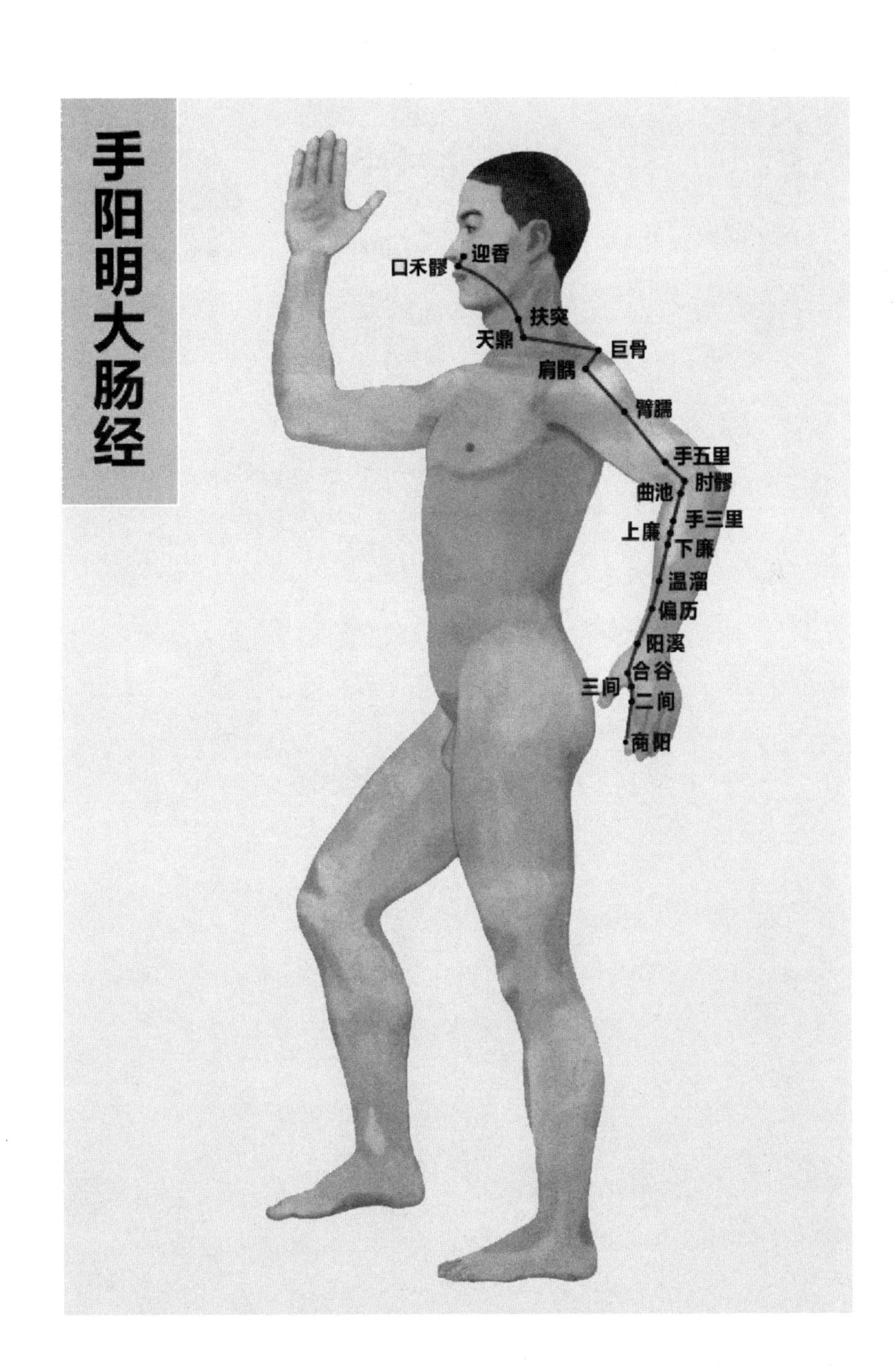

手阳明大肠经
迎香
口禾髎
扶突
天鼎
巨骨
肩髃
臂臑
手五里
肘髎
曲池
手三里
上廉
下廉
温溜
偏历
阳溪
合谷
三间
二间
商阳

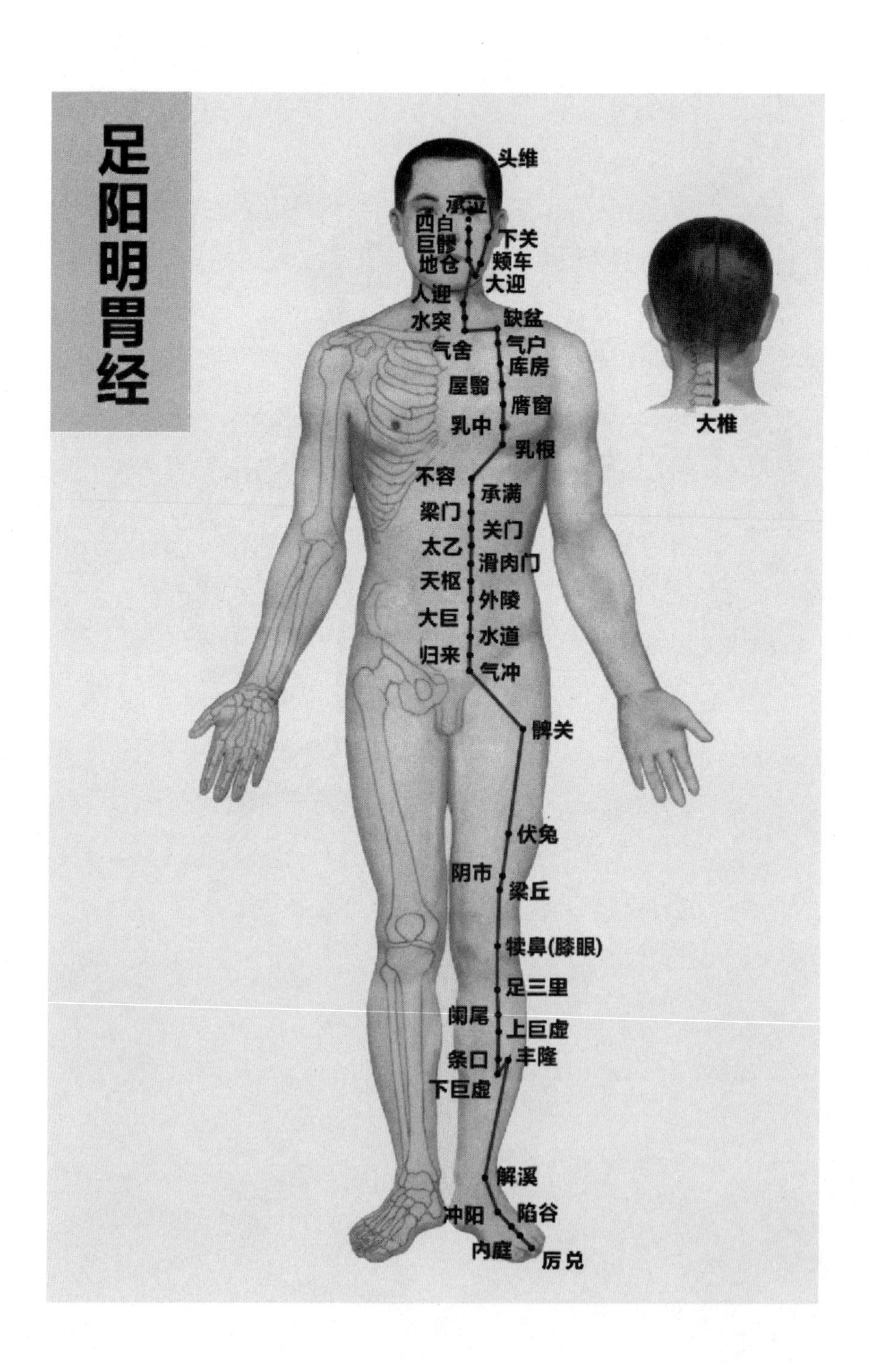
足阳明胃经
头维
承泣
四白
下关
巨髎
颊车
地仓
大迎
人迎
水突
缺盆
气舍
气户
库房
屋翳
膺窗
乳中
乳根
不容
承满
梁门
关门
太乙
滑肉门
天枢
外陵
大巨
水道
归来
气冲
髀关
伏兔
阴市
梁丘
犊鼻(膝眼)
足三里
阑尾
上巨虚
条口
丰隆
下巨虚
解溪
冲阳
陷谷
内庭
厉兑
大椎

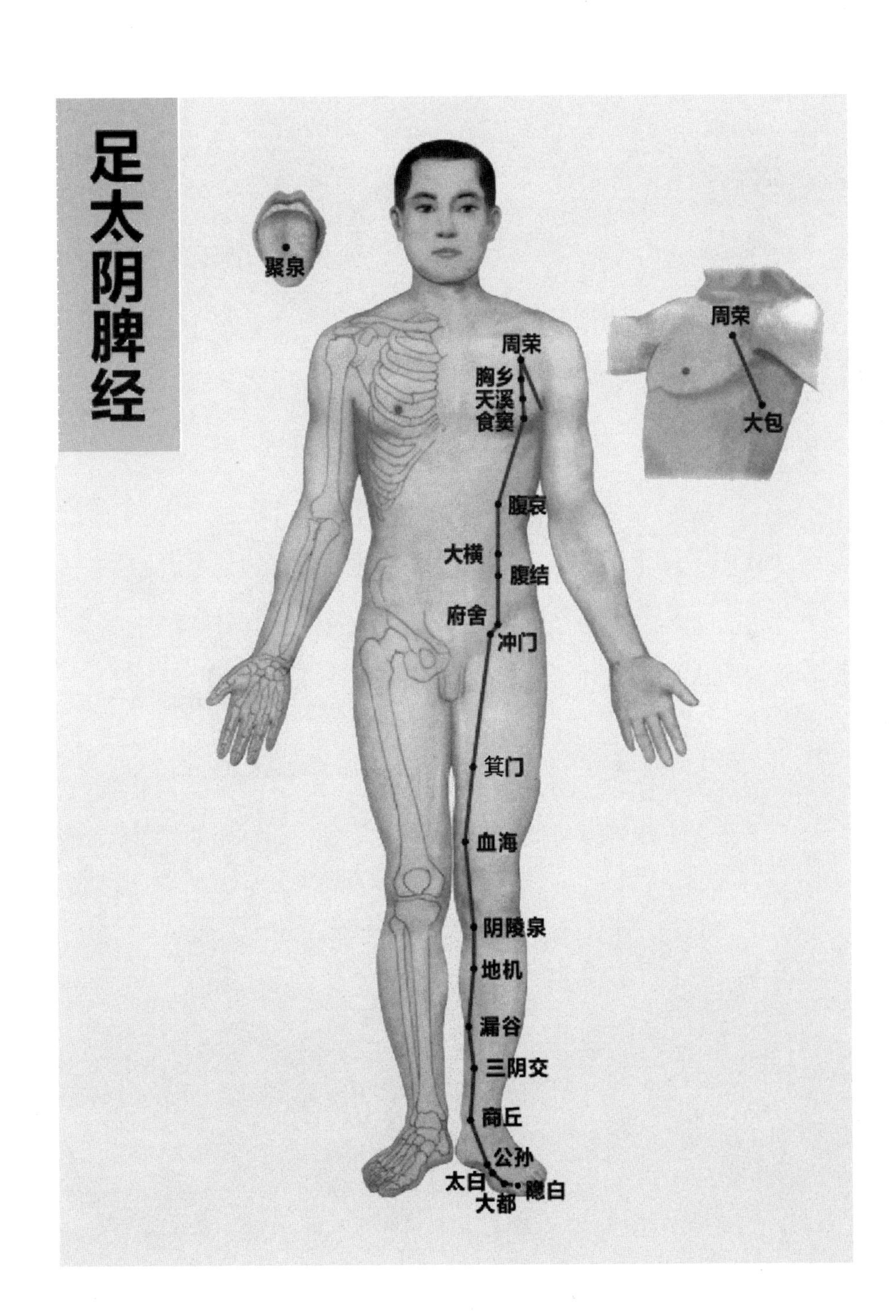
足太阴脾经
聚泉
周荣
胸乡
天溪
食窦
腹哀
大横
腹结
府舍
冲门
箕门
血海
阴陵泉
地机
漏谷
三阴交
商丘
公孙
太白
隐白
大都
周荣
大包

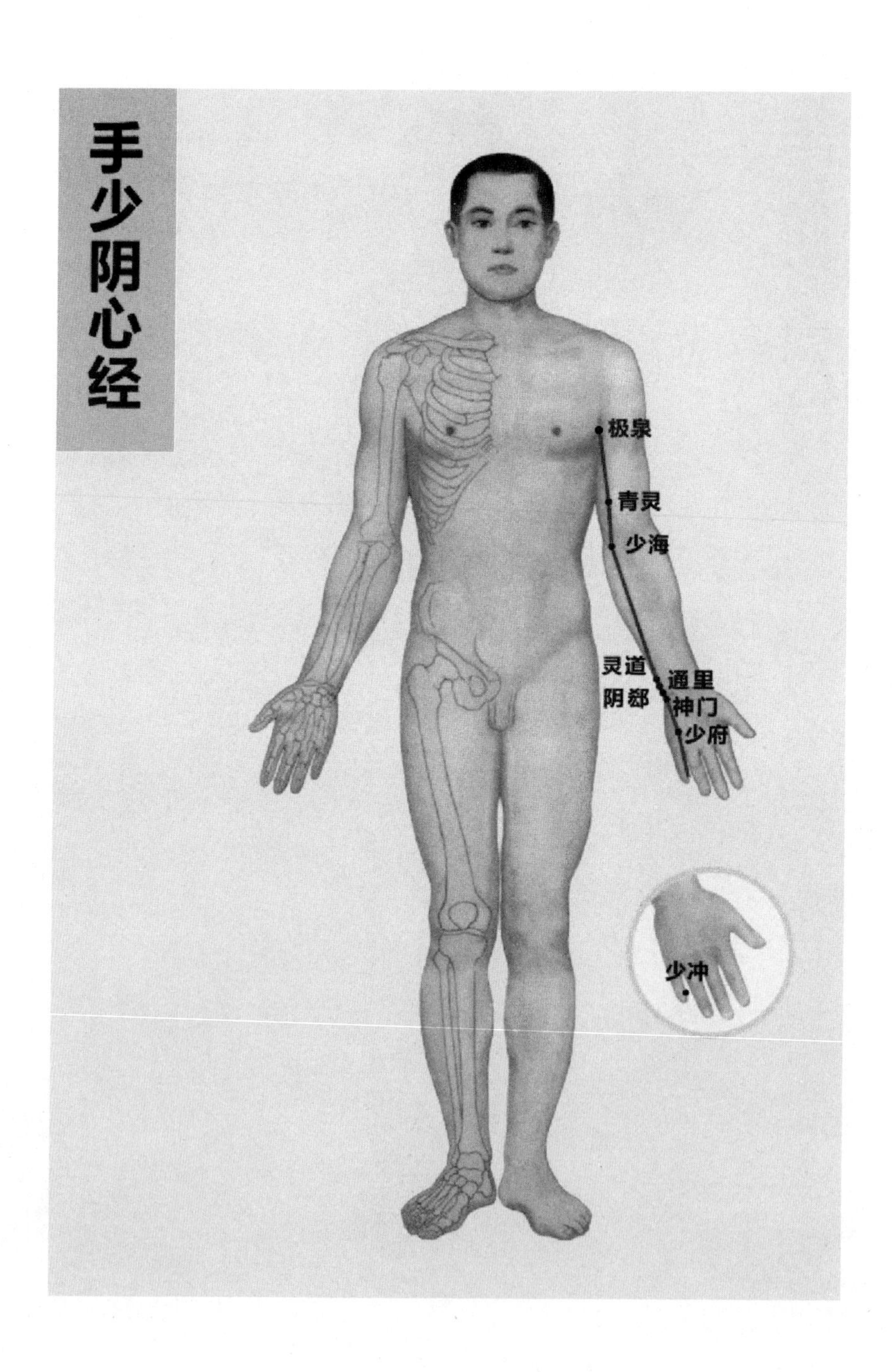
手少阴心经
极泉
青灵
少海
灵道
通里
阴郄
神门
少府
少冲

手太阳小肠经

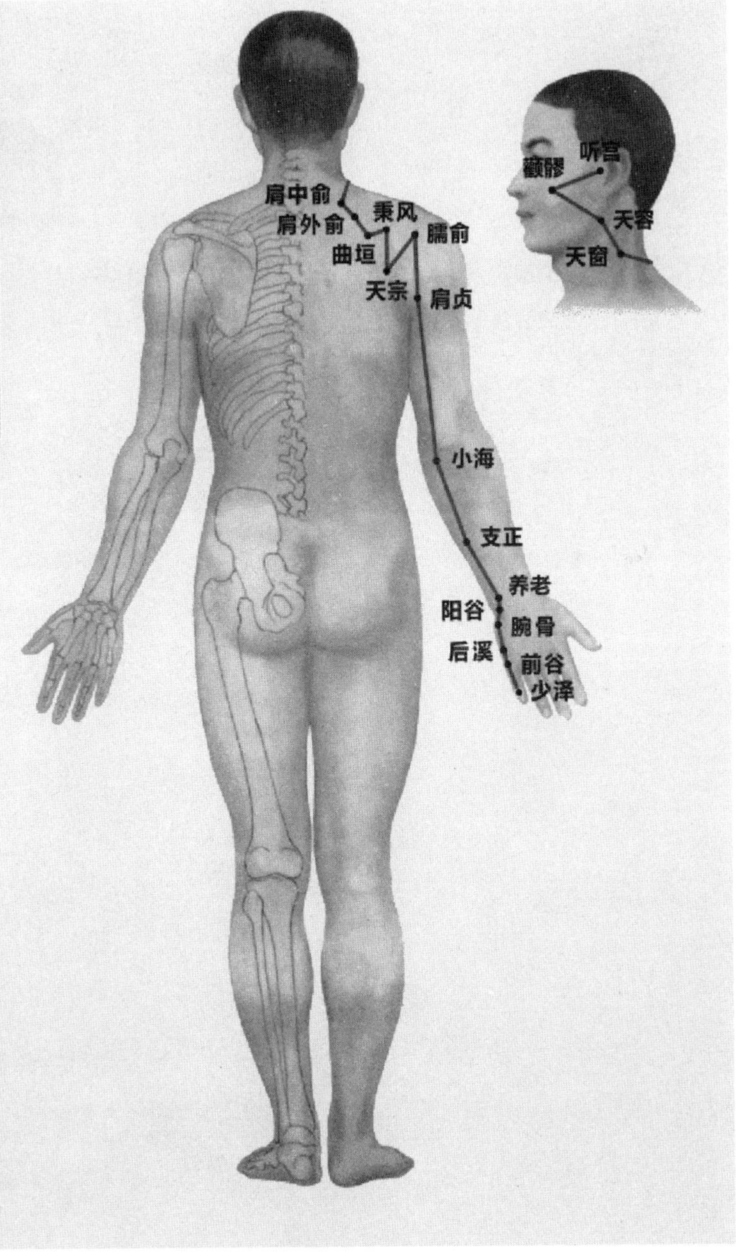

肩中俞
肩外俞
秉风
臑俞
曲垣
天宗
肩贞
小海
支正
养老
阳谷
腕骨
后溪
前谷
少泽

颧髎
听宫
天容
天窗

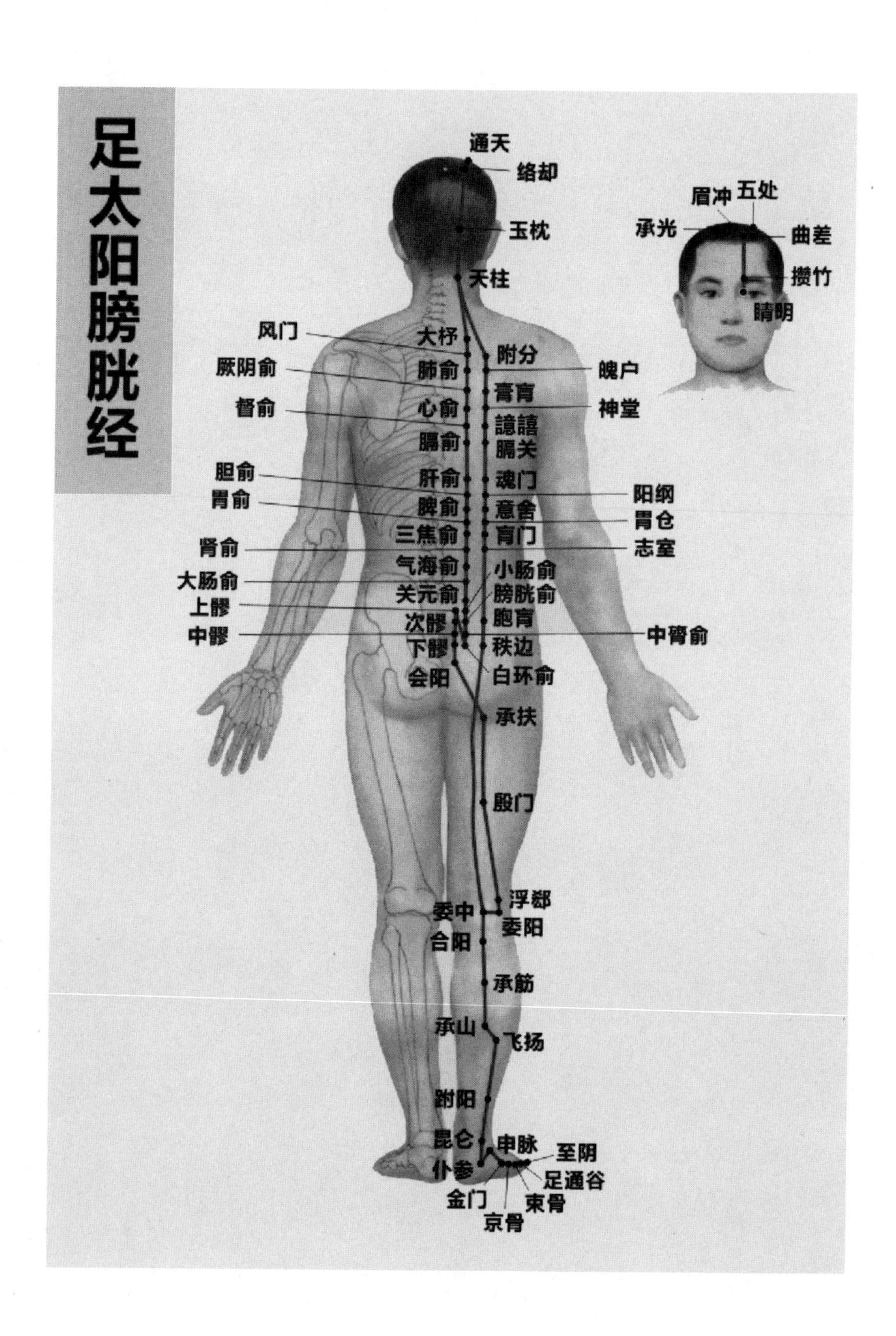

足太阳膀胱经
通天
络却
玉枕
天柱
眉冲
五处
承光
曲差
攒竹
睛明
风门
大杼
附分
厥阴俞
肺俞
魄户
膏肓
督俞
心俞
神堂
譩譆
膈俞
膈关
胆俞
肝俞
魂门
阳纲
胃俞
脾俞
意舍
胃仓
三焦俞
肓门
肾俞
志室
气海俞
小肠俞
大肠俞
关元俞
膀胱俞
上髎
次髎
胞肓
中髎
中膂俞
下髎
秩边
会阳
白环俞
承扶
殷门
浮郄
委中
委阳
合阳
承筋
承山
飞扬
跗阳
昆仑
申脉
至阴
仆参
足通谷
金门
束骨
京骨

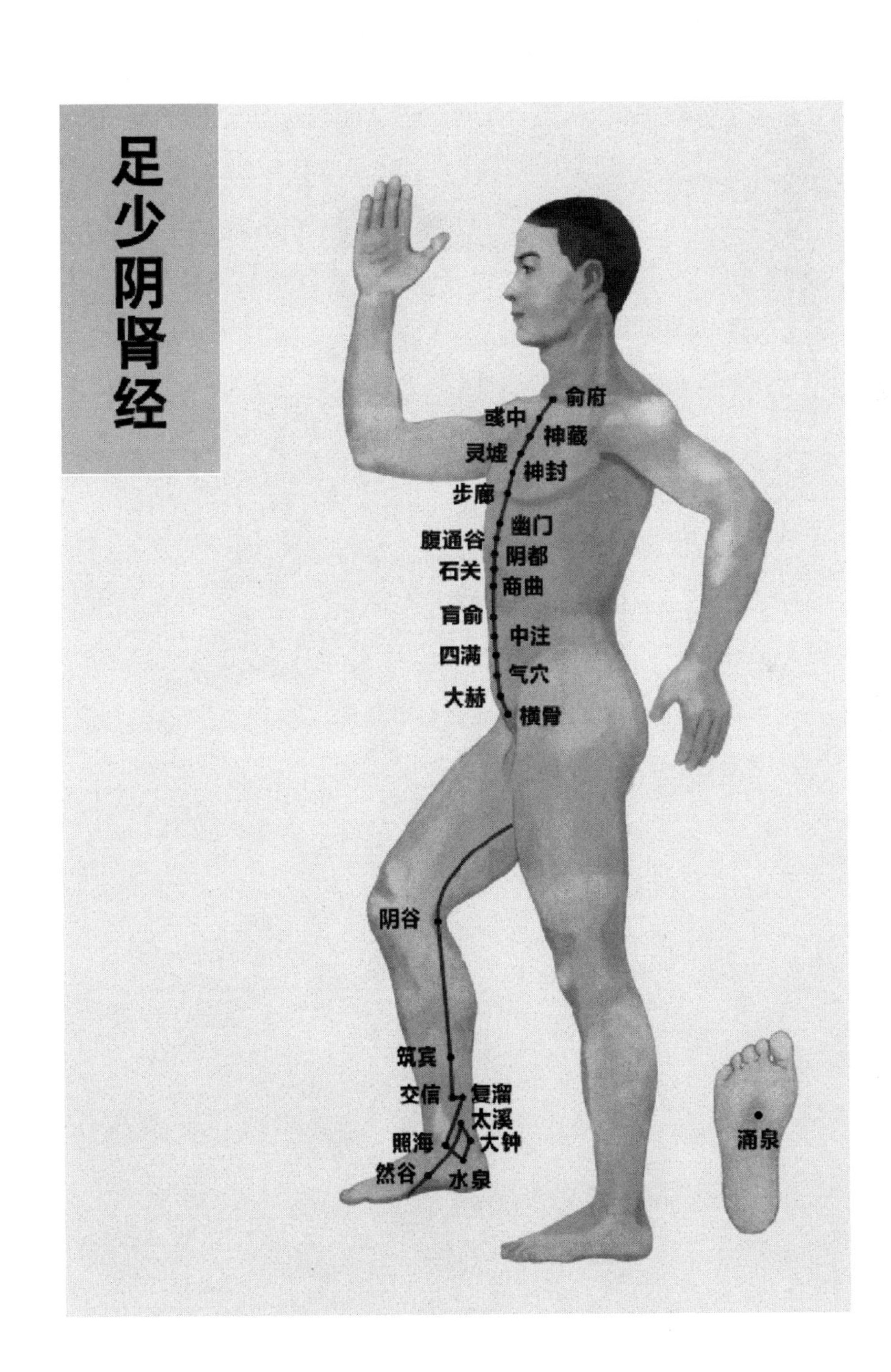
足少阴肾经
俞府
彧中
神藏
灵墟
神封
步廊
幽门
腹通谷
阴都
石关
商曲
肓俞
中注
四满
气穴
大赫
横骨
阴谷
筑宾
交信
复溜
太溪
照海
大钟
然谷
水泉
涌泉

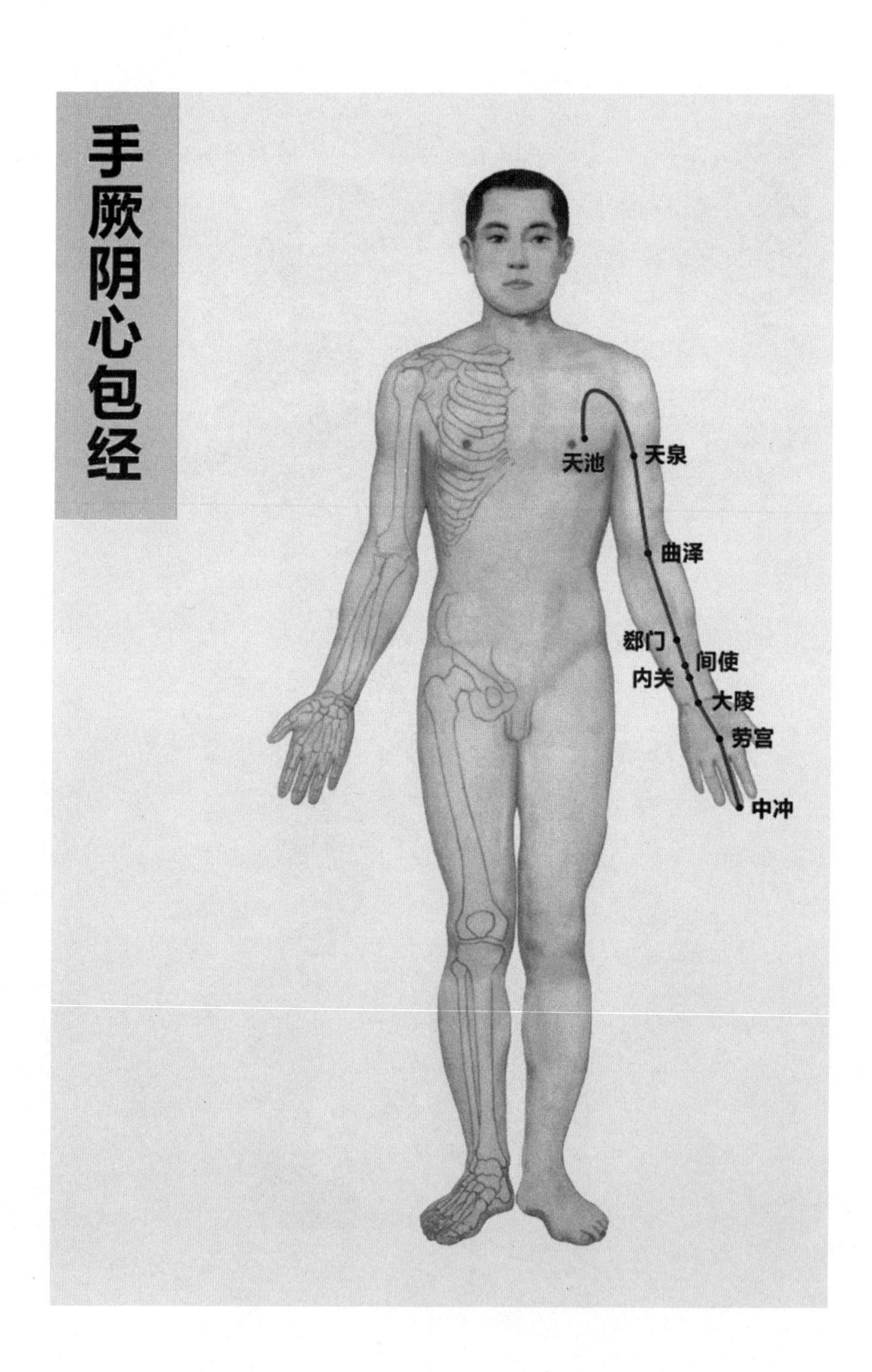
手厥阴心包经
天池
天泉
曲泽
郄门
间使
内关
大陵
劳宫
中冲

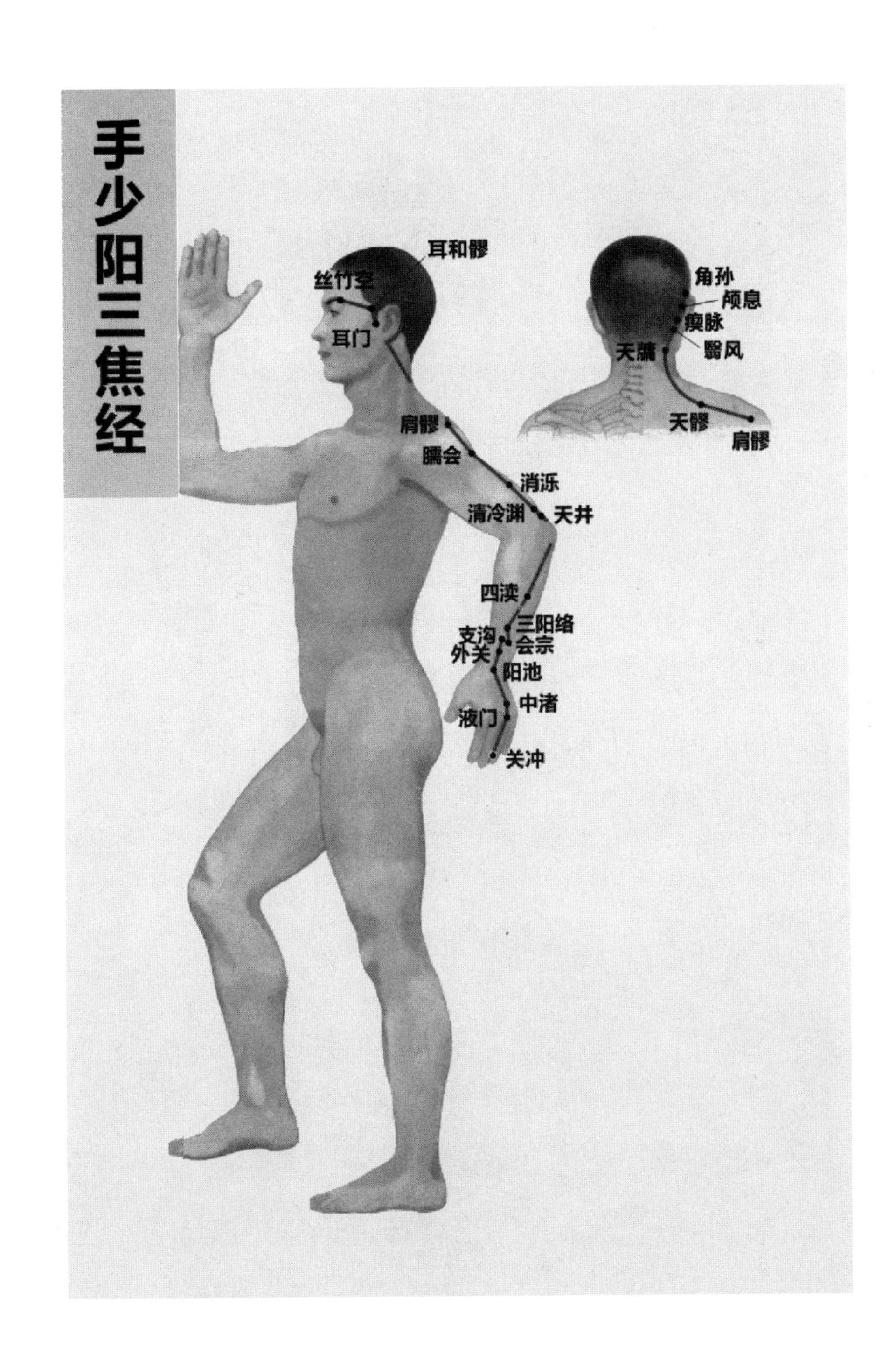
手少阳三焦经
耳和髎
丝竹空
耳门
肩髎
臑会
消泺
清冷渊
天井
四渎
三阳络
支沟
会宗
外关
阳池
中渚
液门
关冲
角孙
颅息
瘈脉
天牖
翳风
天髎
肩髎

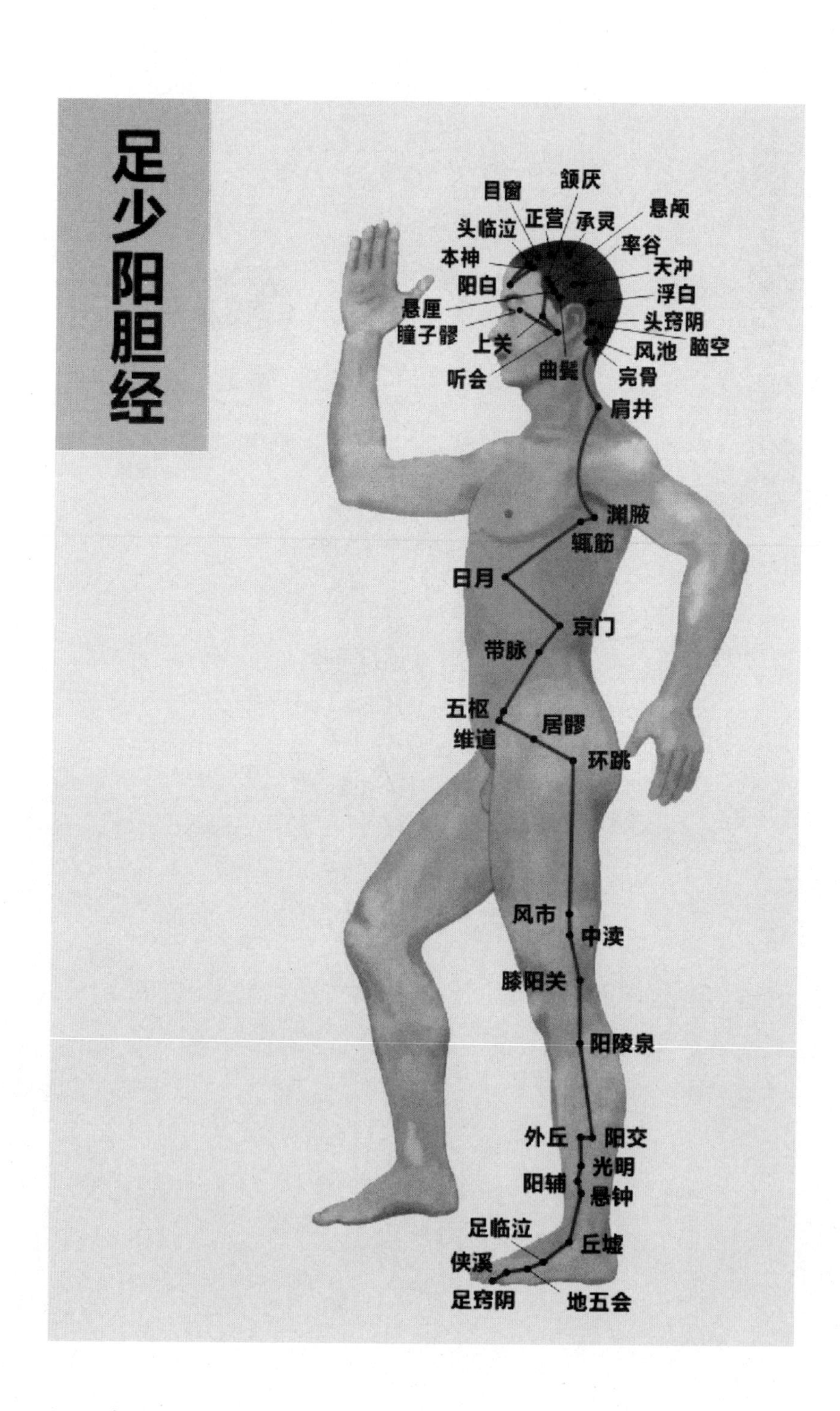
足少阳胆经
颔厌
目窗
正营
承灵
悬颅
头临泣
率谷
本神
天冲
阳白
浮白
悬厘
头窍阴
瞳子髎
上关
脑空
风池
听会
曲鬓
完骨
肩井
渊腋
辄筋
日月
京门
带脉
五枢
居髎
维道
环跳
风市
中渎
膝阳关
阳陵泉
外丘
阳交
光明
阳辅
悬钟
足临泣
丘墟
侠溪
足窍阴
地五会

足厥阴肝经

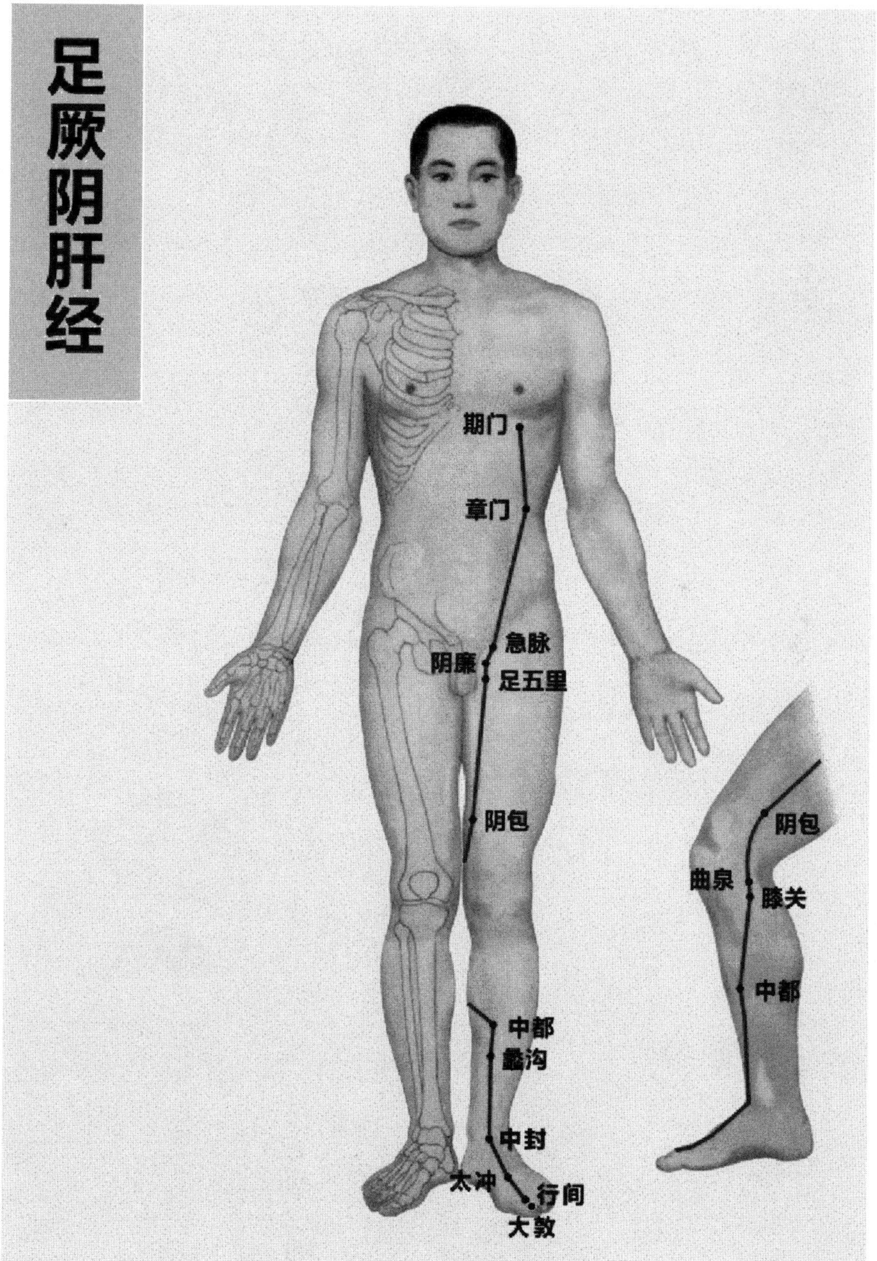

期门
章门
急脉
阴廉
足五里
阴包
中都
蠡沟
中封
太冲
行间
大敦

阴包
曲泉
膝关
中都

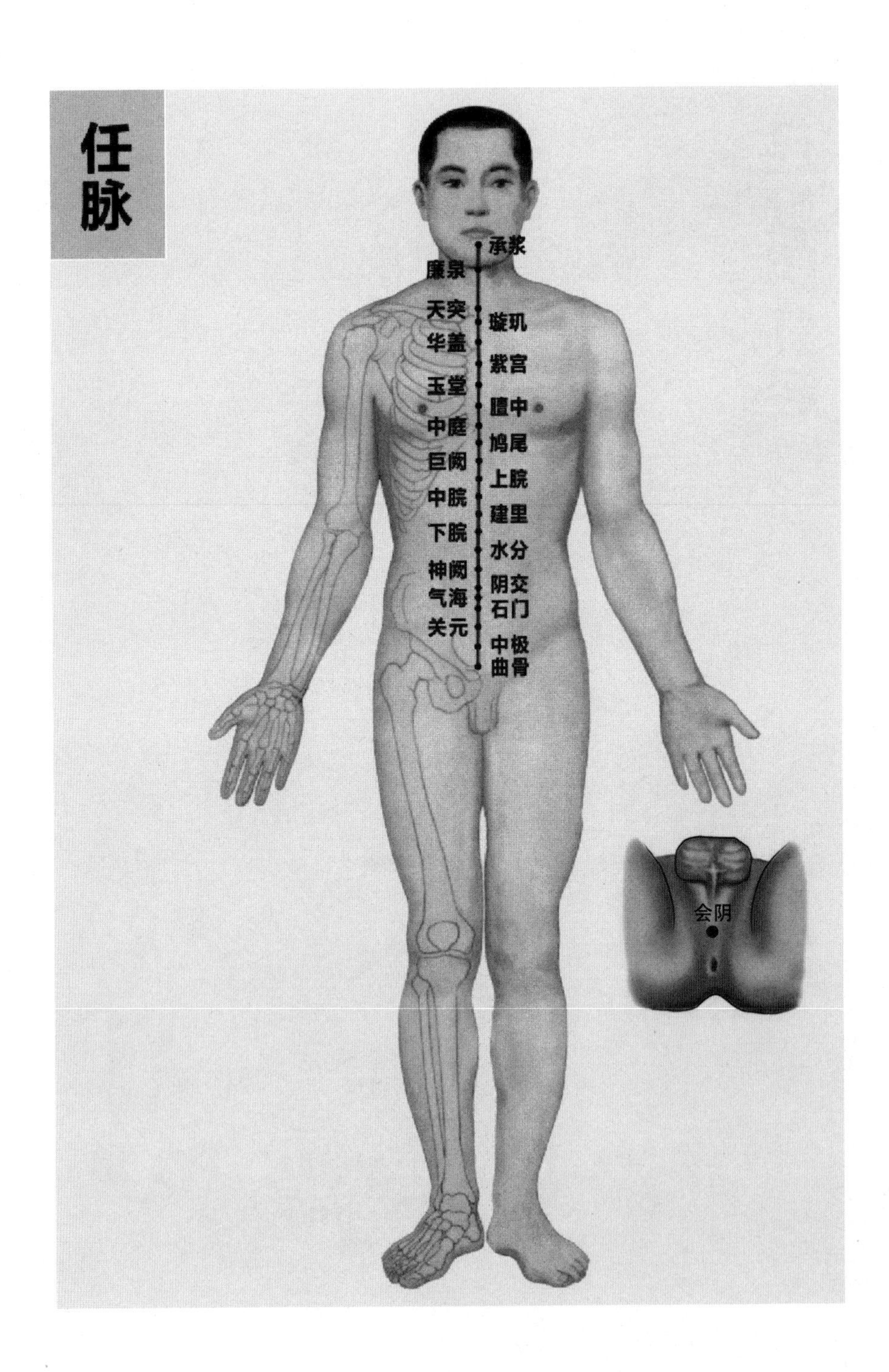
任脉
承浆
廉泉
天突
璇玑
华盖
紫宫
玉堂
膻中
中庭
鸠尾
巨阙
上脘
中脘
建里
下脘
水分
神阙
阴交
气海
石门
关元
中极
曲骨
会阴

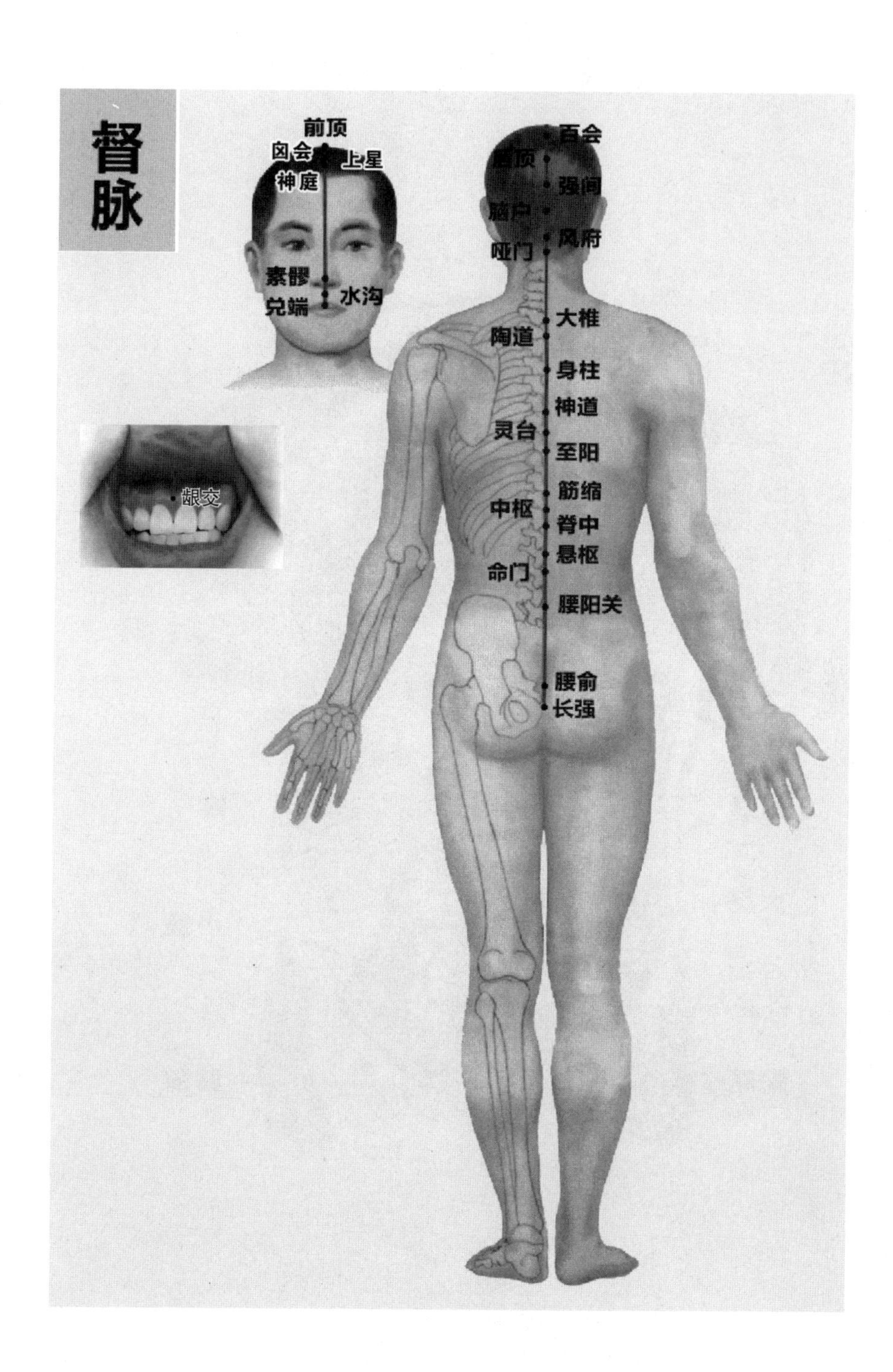

督脉
前顶
囟会
上星
神庭
素髎
水沟
兑端
龈交
百会
强间
脑户
风府
哑门
大椎
陶道
身柱
神道
灵台
至阳
筋缩
中枢
脊中
悬枢
命门
腰阳关
腰俞
长强

附录二　人体脏腑图

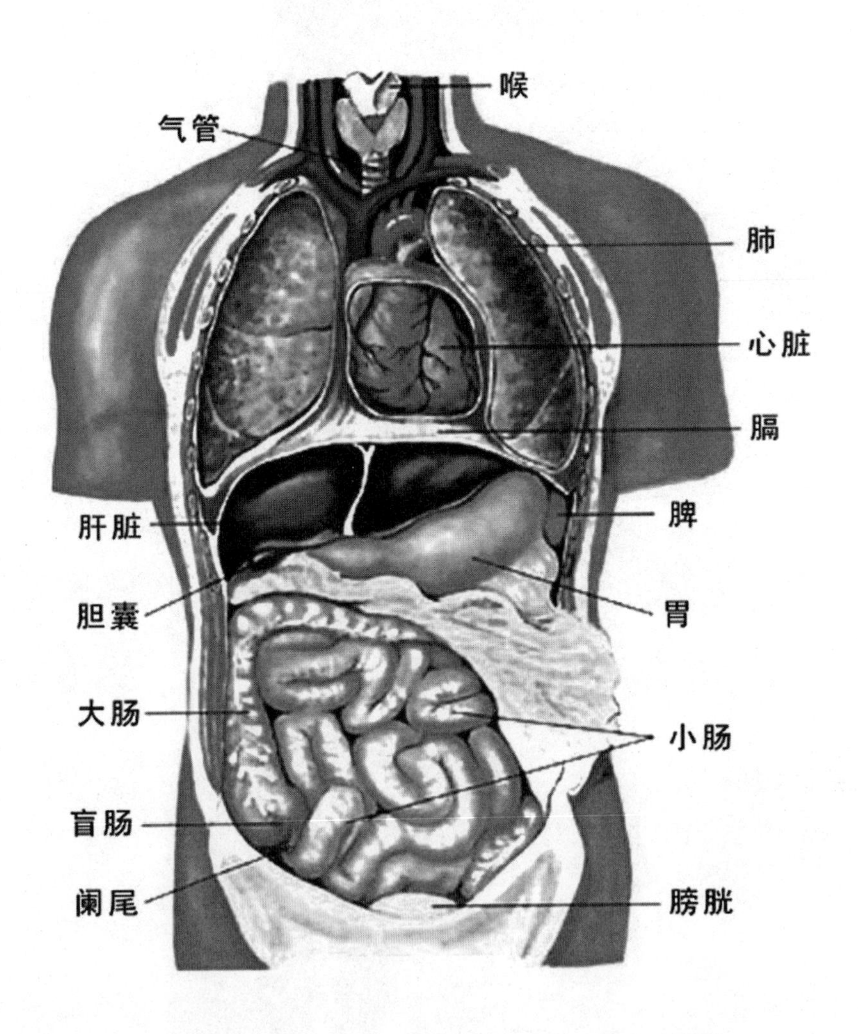

附录三　人体浅层肌肉图

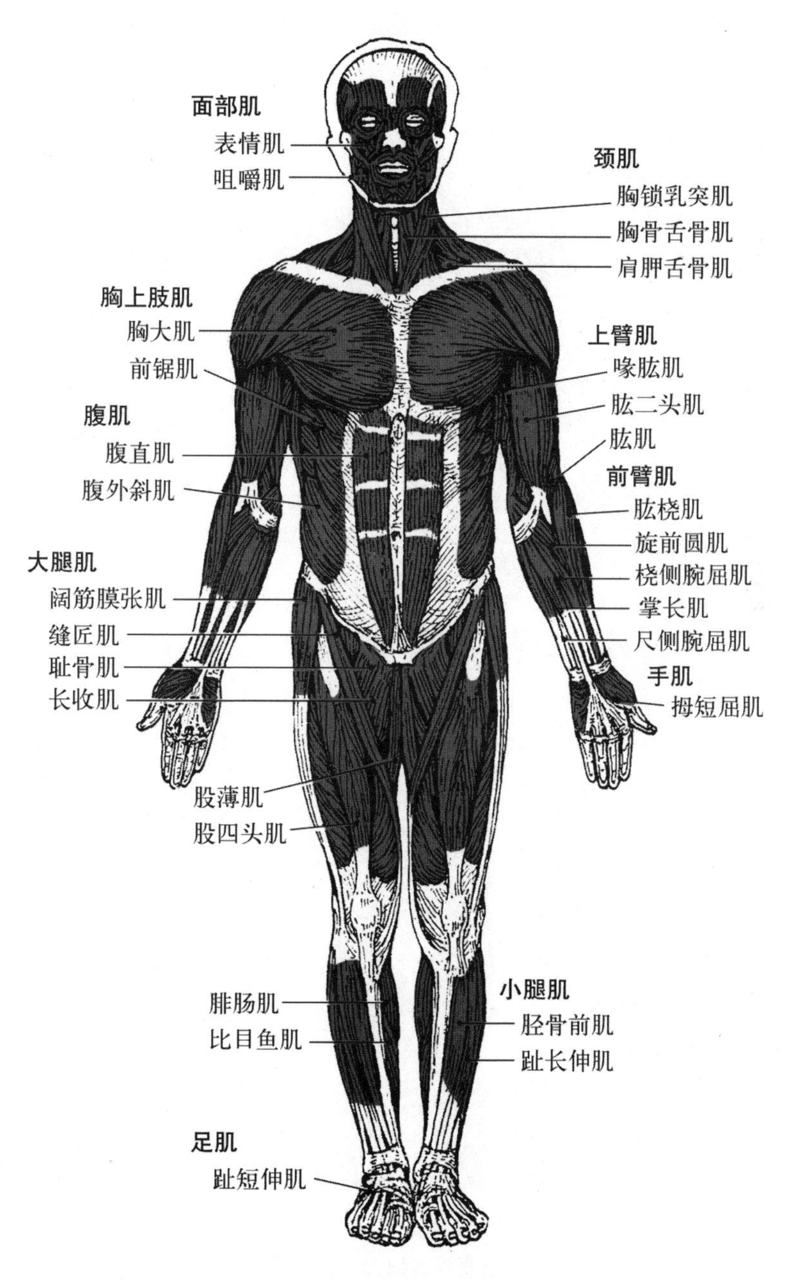

全身浅层肌肉（前面）

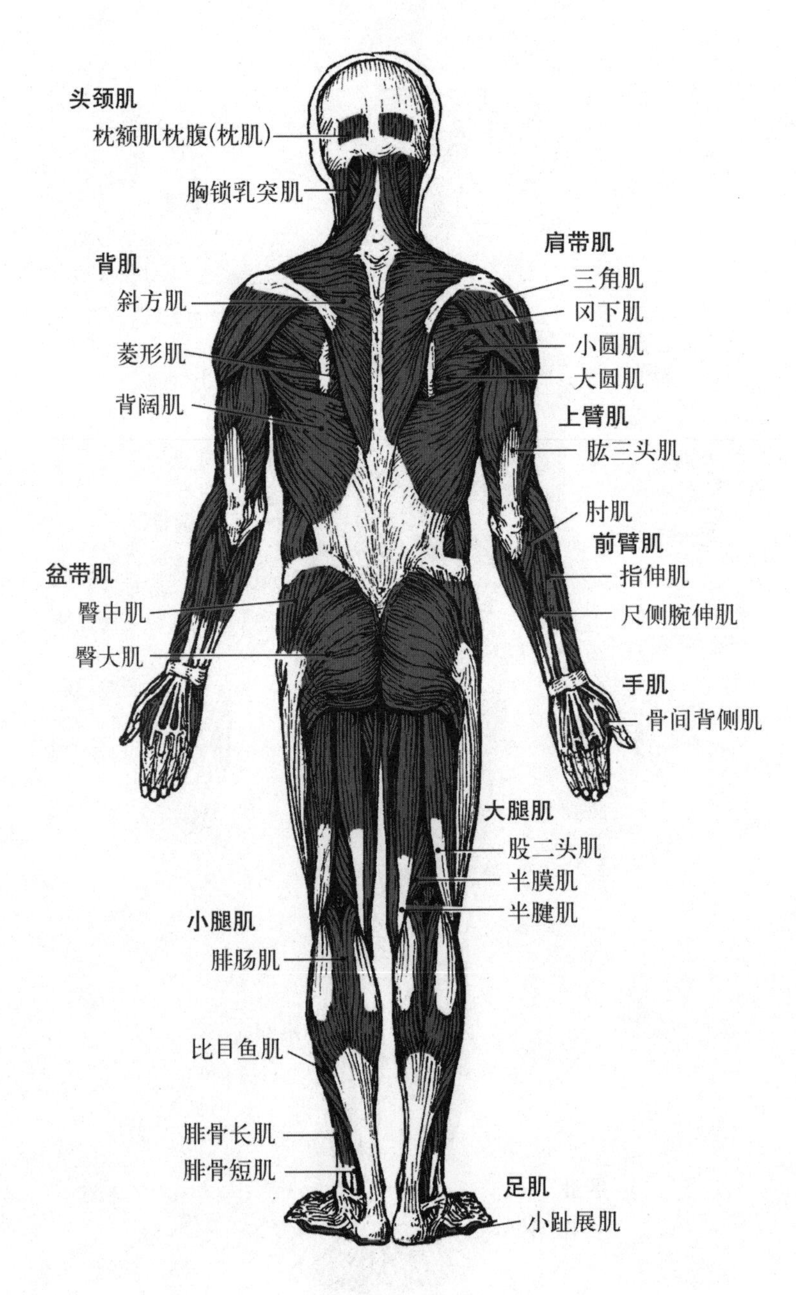
头颈肌
枕额肌枕腹(枕肌)
胸锁乳突肌
肩带肌
三角肌
冈下肌
小圆肌
大圆肌
背肌
斜方肌
菱形肌
背阔肌
上臂肌
肱三头肌
肘肌
前臂肌
指伸肌
尺侧腕伸肌
盆带肌
臀中肌
臀大肌
手肌
骨间背侧肌
大腿肌
股二头肌
半膜肌
半腱肌
小腿肌
腓肠肌
比目鱼肌
腓骨长肌
腓骨短肌
足肌
小趾展肌

全身浅层肌肉（背面）

附录四　人体骨骼图

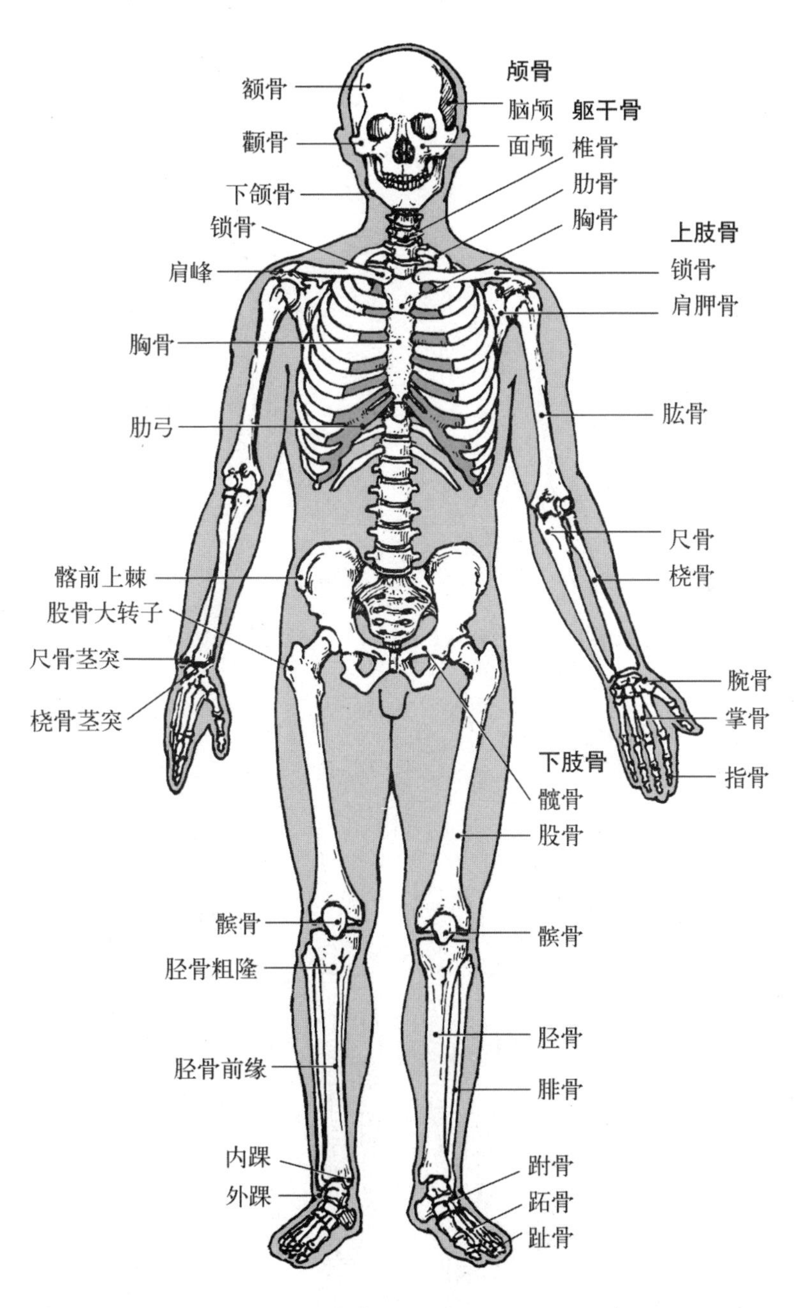

全身骨骼（前面）

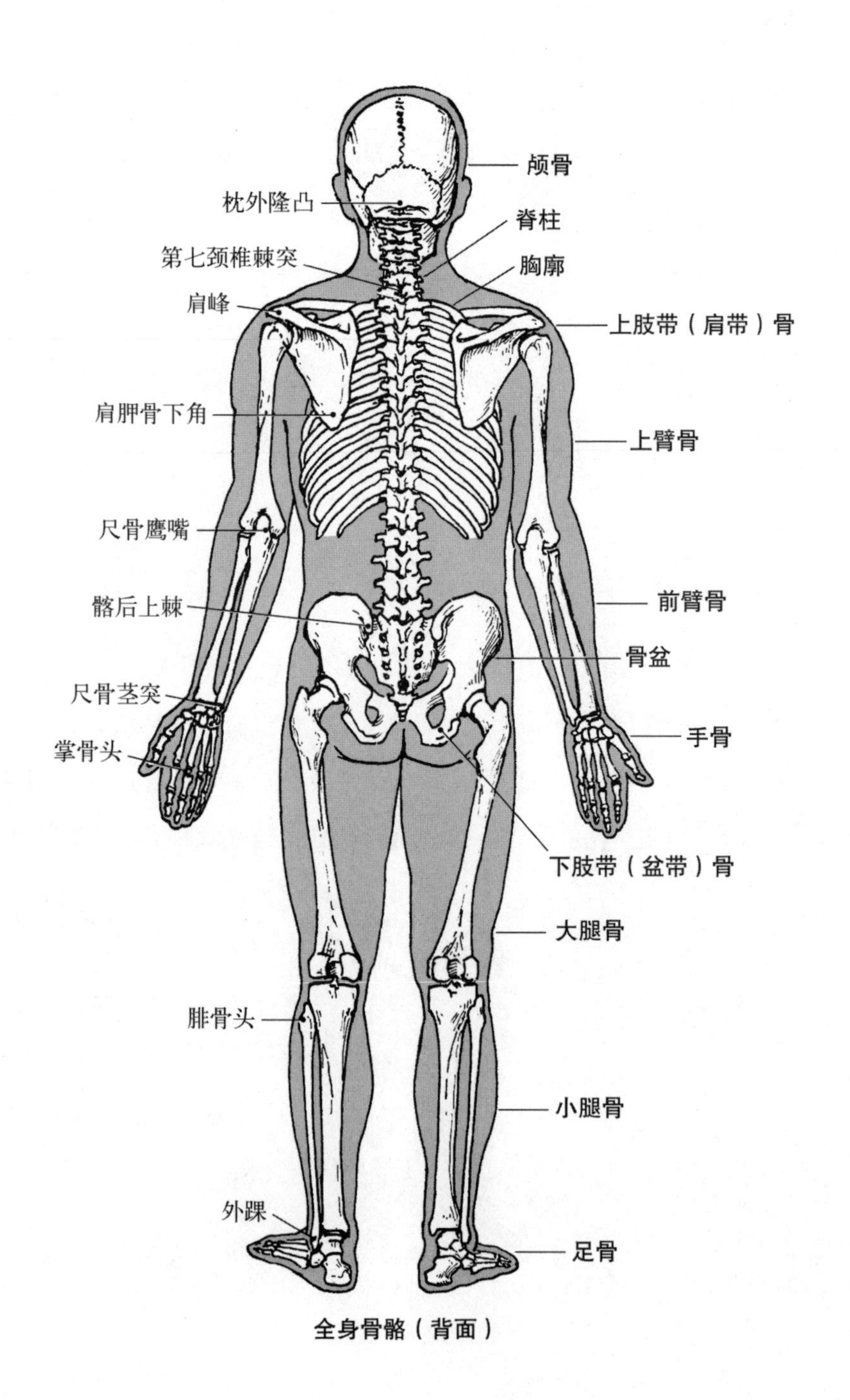
颅骨
枕外隆凸
脊柱
第七颈椎棘突
胸廓
肩峰
上肢带（肩带）骨
肩胛骨下角
上臂骨
尺骨鹰嘴
前臂骨
髂后上棘
骨盆
尺骨茎突
手骨
掌骨头
下肢带（盆带）骨
大腿骨
腓骨头
小腿骨
外踝
足骨

全身骨骼（背面）